어제도
잘 잤습니다
: 매일 숙면하는 책

GOOD SLEEP BOOK——365日ぐっすり快適な眠りのむかえ方
(GOOD SLEEP BOOK : 6168-6)
© 2019 Shoeisha Co.,Ltd.
Original Japanese edition published by SHOEISHA Co.,Ltd.

Korean translation rights arranged with SHOEISHA Co.,Ltd.
in care of HonnoKizuna, Inc. through KOREA COPYRIGHT CENTER
Korean translation copyright © 2020 by Three Wishes, Inc.

어제도 잘 잤습니다
: 매일 숙면하는 책

1판 1쇄 발행 2021년 1월 11일
1판 2쇄 발행 2021년 5월 28일

감수 아시자와 유우코
옮긴이 박주란

발행인 박주란
디자인 임현주

등록 2019년 7월 16일(제406-2019-000079호)
주소 경기도 파주시 문발로 197 1층 102호
연락처 070-8957-7076 / sowonbook@naver.com

ISBN 979-11-969331-7-3 13510

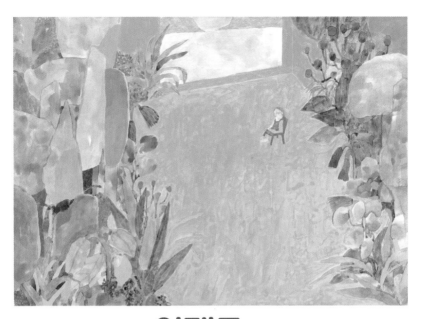

어제도
잘 잤습니다

: 매일 숙면하는 책

아시자와 유우코 | 박주란
일러스트 츠지야 미쿠

프롤로그

집안일과 업무, 육아, 인간관계……
매일매일 최선을 다해 살고 있는 당신.

집에 돌아가면 편히 쉬어야지 마음먹어도
밤이 되면 쉽게 잠들지 못하고,
늦게까지 잠들지 못하니 다음 날 아침이면 몸은 무겁기만 합니다.
혹시 잠들고 싶지 않은 건가요?

쉬고 싶어도 바빠서 쉴 틈이 없다는 사람일수록
아주 작은 요령만 알면
간단하게 몸과 마음에 휴식을 주고, 편안히 잠들 수 있습니다.

이 책은 몸과 마음이 편안해지는 그림과 함께
하루하루의 일상 속에서 바로 실천할 수 있는
효과적인 수면 방법과 수면의 질을 높이는
아이디어를 소개합니다.
반드시 당신에게 딱 맞는 방법을 찾을 수 있을 겁니다.

잠시 스마트폰을 내려놓고,
몸과 마음의 휴식을 가져보세요.
이제 푹 잘 수 있습니다.

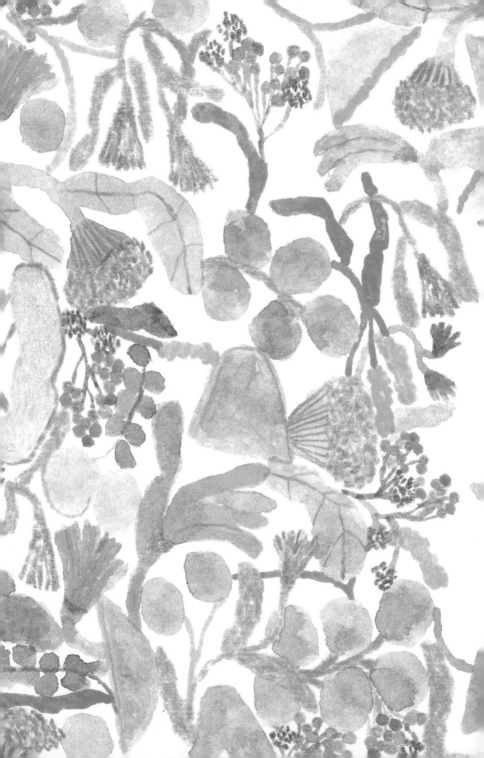

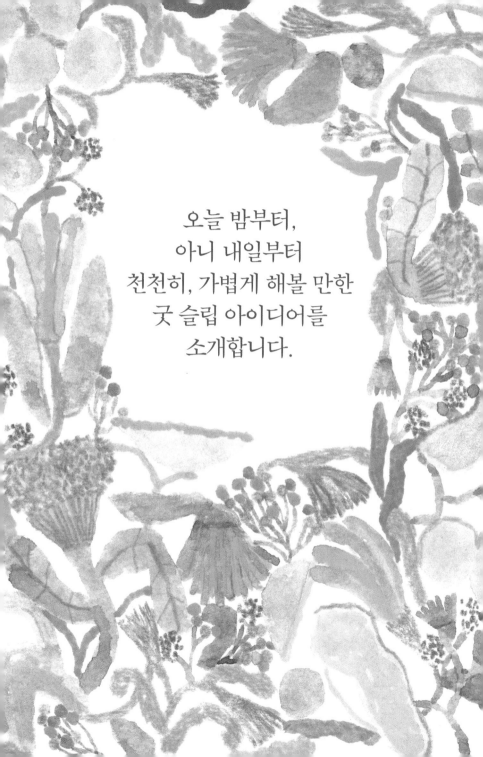

오늘 밤부터,
아니 내일부터
천천히, 가볍게 해볼 만한
굿 슬립 아이디어를
소개합니다.

차례

PART 2 해 질 무렵

PART 3 침대에 누워

아이콘

굿 슬립을 위해 소개하는 아이디어를 다음의 다섯 가지 장르로
분류하고 아이콘을 붙였습니다. 원하는 방법을 찾는 데 도움이
될것입니다. 책의 마지막에는 장르별 색인을 실었습니다.

몸
몸을 풀어주는 스트레칭이나 보디 케어

마음
기분 전환이나 마음 정리, 사고방식 등 심리적인
조언과 정보

음식
편하게 잠들기 위한 식품이나 식습관

환경
빛이나 소리, 침구 등 수면과 관련한 환경이나 소품

지식
수면에 도움 되는 간단한 상식

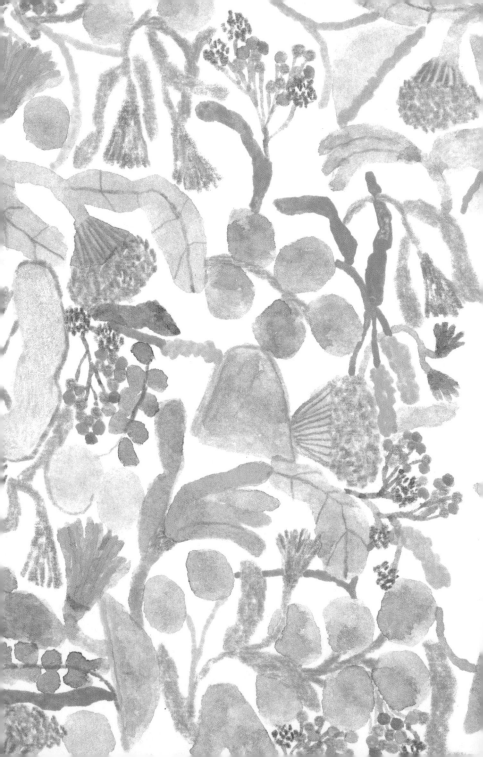

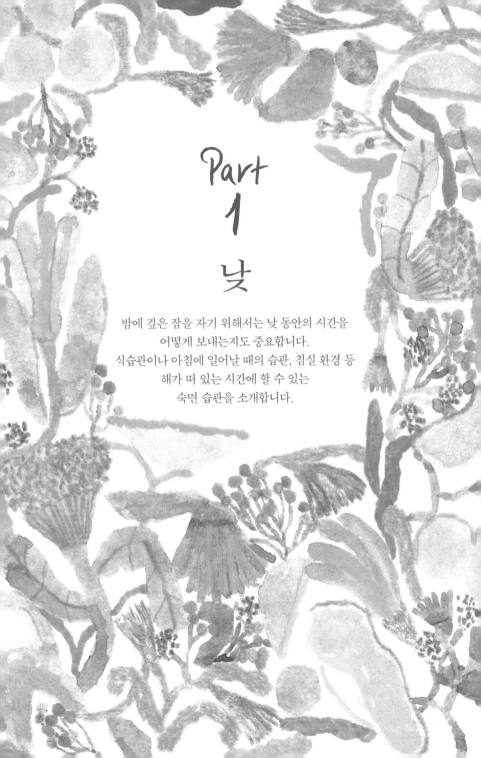

Part
1
낮

밤에 깊은 잠을 자기 위해서는 낮 동안의 시간을
어떻게 보내는지도 중요합니다.
식습관이나 아침에 일어날 때의 습관, 침실 환경 등
해가 떠 있는 시간에 할 수 있는
숙면 습관을 소개합니다.

01 | 아침 일찍 일어나
태양 빛을 만끽한다

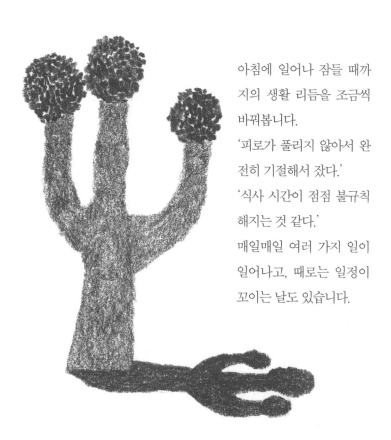

아침에 일어나 잠들 때까지의 생활 리듬을 조금씩 바꿔봅니다.
'피로가 풀리지 않아서 완전히 기절해서 잤다.'
'식사 시간이 점점 불규칙해지는 것 같다.'
매일매일 여러 가지 일이 일어나고, 때로는 일정이 꼬이는 날도 있습니다.

수면 리듬을 회복하기 위해서는

제일 먼저 일어나는 시간, 그리고 아침 시간을 어떻게 보내는지가 중
요합니다.

아침에는 매일 같은 시간에 일어나는 것이 좋습니다.

그리고 조금 일찍 집을 나서서

가벼운 운동이나 산책을 하면서 온몸을,

아침의 태양 빛으로 샤워를 하면
몸과 마음에 활기가 생깁니다.

계속되는 야근으로 저녁 일과가 일정하지 않다면

우선 아침에 하는 태양 빛 샤워부터 의식적으로 시작해보세요.

무리하지 않는 범위 안에서 조금씩 생활 리듬을 바꿔보는 것입니다.

멜라토닌 ～～～～～～～～～～～～～～～～～～～～～～～～～～～～～～～

수면에 관여하는 호르몬. 강한 빛을 쬐면 분비가 줄어들었다가 14~16시간 뒤에 대량으로 분비되
며 수면을 유도합니다.

02 │ 잠에서 깨면
베개가 편안했는지 체크한다

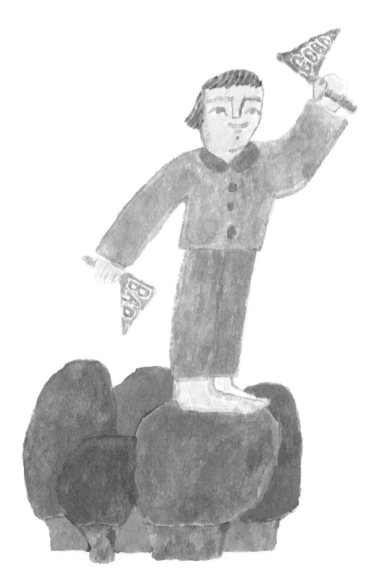

자신의 몸에 맞는 베개를 사용하세요.

아침에 눈떴을 때가 체크하기 가장 좋은 시간입니다.

아침에 목이 아프거나 어깨가 뻐근하다면

베개 높이가 맞지 않는 것이 원인일 수 있습니다.

너무 단단하거나 너무 부드러운 것은 아닌지도 확인하세요.

베개를 베고 똑바로 누웠을 때

호흡이 자연스러운지, 돌아눕거나 몸을 뒤척이기 편한지,

온몸에 힘을 빼고 편하게 누워 있는지 등을 확인합니다.

옆을 보고 누웠을 때 이마, 코, 쇄골 가운데 움푹 들어가는 부분이 일
직선을 이루면 좋은 베개입니다. 높이가 맞지 않는다면 타월을 접어
베개에 올려 조절해보세요.

타월 베개

커다란 목욕 타월을 네 번 접고, 돌돌 말아서 지름 10cm 정도 되게 만들어 목 아래에 괴어 베개로
사용합니다. 높이나 형태를 나에게 맞게 바꿀 수 있는 장점이 있습니다.

03 | 침대나 이불
위치를 바꿔본다

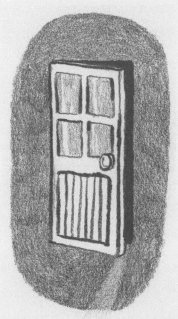

침실은 당신에게 가장 편안한 공
간인가요?
그렇지 않다면 환경을 조금 바꿔
볼 필요가 있습니다.

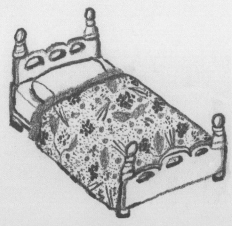

가장 쉬운 방법은 침대나 이불 위치를 바꾸는 것입니다.
침구는 긴 면을 벽에서 10cm 이상 떨어뜨립니다.
벽에 딱 붙이면 습기가 차고 통기가 원활하지 않습니다.

또 침대는 가능하면 방문으로부터 멀리 놓습니다.
머리 위치는 문의 반대쪽으로,
발은 문 쪽으로 향하게 합니다.
심리적 안정감을 위해서는 출입구가
보이지 않는 것이 좋습니다.
커다란 가구 옆도 피하는 것이 좋습니다. '넘어지면 어떡하지' 하는
괜한 불안감이 생길 수 있으니까요.

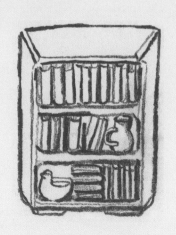

04 | 나에게 딱 맞는 매트리스 강도를 찾는다

매트리스나 이불을 바꿨다가 허리나 등이 아팠던 경험이 있나요?
침구는 하루의 3분의 1 가까운 시간을 보내는,
휴식에 가장 큰 영향을 미치는 요소입니다. 따라서 꼼꼼하게 살펴보
고 구입해야 합니다.

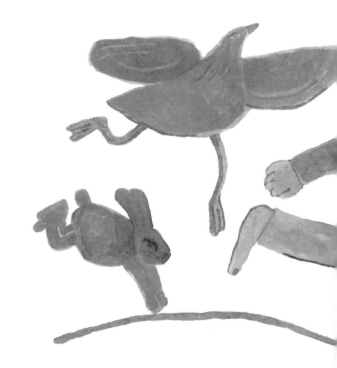

매트리스는 자신에게 맞는 강도를 찾는 것이 중요합니다.

일반적으로

날씬하거나 마른 사람은 부드러운 것을,

근육이 많은 사람은 딱딱한 것이 잘 맞는다고 하지만

실제로는 사람마다 제각각입니다.

정확하게 체험해볼 수 있는 매장에서 직접 누워보기를 추천합니다.

이때 베개도 꼭 함께 사용해보세요.

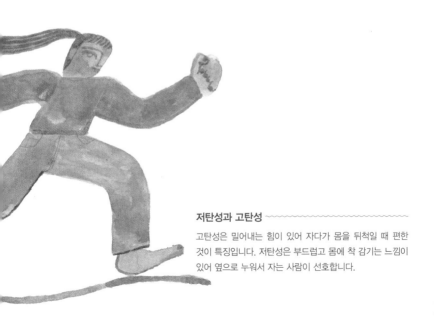

저탄성과 고탄성

고탄성은 밀어내는 힘이 있어 자다가 몸을 뒤척일 때 편한
것이 특징입니다. 저탄성은 부드럽고 몸에 착 감기는 느낌이
있어 옆으로 누워서 자는 사람이 선호합니다.

05 | 침구의 소재를 확인한다

옷의 소재를 고르는 것처럼 침구의 소재도 확인해야 합니다.
예를 들어, 보통 '깃털 이불'이라고 부르는 제품에도 여러 등급이
있습니다.
또 깃털 이불의 소재도 다운^{down}과 페더^{feather}가 있습니다.
다운은 푹신푹신하고 부드러운 솜털,
페더는 딱딱한 뿌리까지 붙어 있는 깃털 부분입니다.

덮고 자는 이불은 부드러운 다운이
90% 이상 포함된 것이 좋습니다.
바닥에 깔고 자는 요는 보온와 방습 효과가 뛰어난 양모 소재가
좋습니다.

필 파워 fill power ∼∼∼∼∼∼∼∼∼∼∼∼∼∼∼∼∼∼∼∼∼∼∼∼∼∼

깃털 이불의 복원력으로, 접었다가 다시 부풀어 오르는 정도를 나타내는 기준입니다. 숫자가 높을
수록 품질이 좋은 것으로, 400FP 이상이면 좋은 품질의 이불입니다.

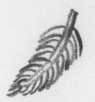

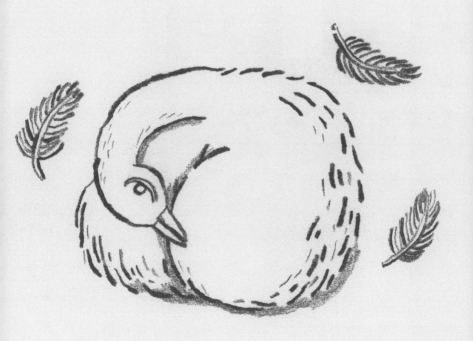

06 | 침실은
부드러운 컬러로 채운다

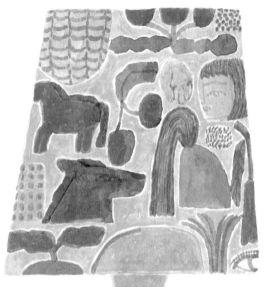

커튼이나 침대 패브릭, 파자마,
그리고 침실에 있는 여러 가지 침구.
이제부터 컬러를 바꿔볼까요?

긴장이나 흥분을 부르는 빨간색과 오렌지색,
집중력이 높아지는 노란색은 침실에 맞지 않습니다.

색조는 하늘이나 숲을 연상시키는 파랑과 초록 계열,
파스텔 톤의 옅은 색도 릴랙스 효과가 있습니다.

여성스러움을 표현하고 싶다면 옅은 분홍색을 고르고,
여기에 간접 조명을 이용하면 여성호르몬에도 영향을 줍니다.
어스earth 컬러인 베이지색도 릴랙스 공간에 잘 어울립니다.
겨울에는 따뜻한 느낌의 옅은 갈색 같은 난색 계열,
여름에는 시원한 물색 등 한색 계열로 계절에 맞추는 것도
좋습니다.

어스 컬러
대지와 식물, 바다, 하늘 등 자연을 이미지화한 색. 파란색, 갈색, 초록색 계열로 카키, 베이지 등이
포함됩니다.

07 | 계절에 맞는 이불을 선택한다

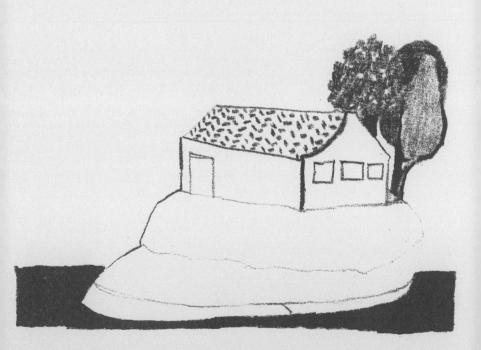

찌는 듯한 더위로 잠들기 어려운 여름밤.
차가운 기운으로 으슬으슬 떨리는 겨울밤.
이불에 대해 조금 더 고민하면 숙면을 취할 수 있습니다.

여름엔 피부에 닿는 감촉이 상쾌한 인견 매트나 커버 등을
매트리스나 요 위에 깔아보세요.
덮는 이불로는 가볍고 통기성이 좋은 거즈 소재가 좋습니다.

겨울엔 따뜻한 온도를 유지하기 위해 이불을 여러 겹 덮기도 합니다.
하지만 이 경우 이불 무게가 부담이 되기도 합니다.
깃털 이불 위에 덮어주듯이 모포를 겹치는 정도로 온도를
유지해주세요.

손발이 차가워 잠들지 못하는 사람은 **자기 전에 이불을 건조기
에 돌려서 사용해보세요. 따뜻하며 습기도 없어져 아주
쾌적합니다.**

08 | 아침에 일어나면 귀 요가를 한다

아침에 눈을 떴는데도 계속해서 멍하니 정신이 들지 않을 때는 귀 요가를 하면 효과적입니다.

천천히 호흡하면서
귀 전체를 비벼주고 흔드는 것이 전부입니다.
귀에는 혈자리가 많아서 문지르는 것만으로도 혈행이 좋아지고 정신이 맑아집니다.

미용이나 다이어트에도 효과가 있습니다.
손으로 가볍게 할 수 있으니 꼭 해보세요.

자명종의 기능

일정 간격으로 몇 번씩 알람을 울려주는 기능은 편합니다. 하지만 몇 번의 알람을 무시하고 다시 잠들어버리면 수면 리듬이 무너져 필요할 때 정확히 일어나지 못하는 원인이 됩니다. 한 번의 알람으로 일어나는 것이 이상적입니다.

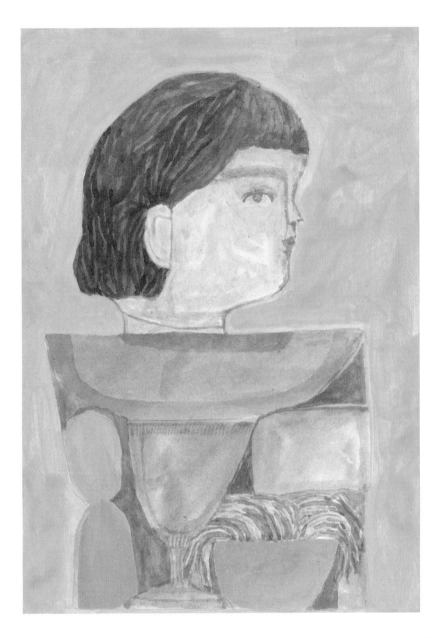

09 | 커튼은 빛이
약간 통하는 것이 좋다

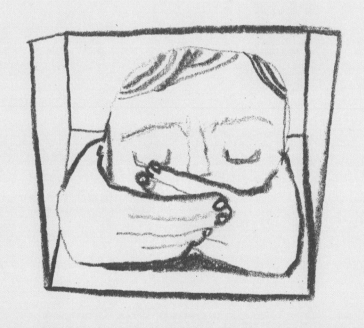

침실에 암막 커튼을 쳐놓은 사람이 많습니다.
생활 패턴에 따라 밖에서 들어오는 빛을 차단해야 하거나, 프라이버시를 지키는 목적 등으로 창을 가리는 것이 중요해졌습니다.

하지만 건강한 수면 습관 측면에서 보자면 빛을 완전히 가리는 커튼보다 약간의 빛이 들어오는 것이 훨씬 좋습니다. **태양 빛과 함께 자연스럽게 잠에서 깨고 아침을 맞이할 수 있기 때문입니다.**

커튼 컬러에 따라서도 빛의 차단 정도가 달라집니다. 짙은 색은 피하고 옅은 색을 선택하면 태양 빛을 자연스럽게 느낄 수 있습니다.

차광의 등급

차광 커튼에도 등급이 있습니다. 1급은 거의 암흑 상태로 얼굴도 보이지 않습니다. 2급은 얼굴이나 주위 물건을 알 수 있는 정도, 3급은 희미한 어둠을 느끼는 정도입니다.

10 | 아침에 일어나면
물 한 잔 마신다

아침에 물 한 잔 마시는 습관을 들입니다.

우리는 잠을 자는 동안 생각보다 많은 땀을 흘립니다. 물 한 잔으로 수분을 보충하는 것이죠. 그리고 아침 식사로는 신선한 주스나 가벼운 국 등 건조한 몸을 적셔주는 음식이 좋습니다.

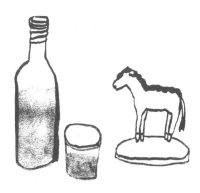

11 │ 일어나면 바로
침실을 정리한다

침실은 부지런히 정리하는 것이 좋습니다.
큰맘 먹고 하는 대청소까지는 아니더라도, **아침에 일어났을 때**
흐트러진 시트나 이불 정도는 바로바로 정리하는 습관
을 들이세요.

벗어놓은 슬리퍼나 옷가지는 옷장에 넣고,
커튼과 창을 활짝 열어 환기도 시킵니다.
자기 전에 읽던 책은 보통 손 닿는 곳 어딘가에 있겠지만,
정해진 자리에 두려고 노력해보세요.
정리하는 과정도 기분 전환에 도움이 됩니다.

12 | 아침에 바나나를 먹으면
    장이 건강해진다

장의 활동을 자극하는 아침 식사는 꼭 하는 것이 좋습니다.

시간이 없어서 먹지 않는 사람이라면 우유나 그래놀라, 견과류만으
로도 도움이 됩니다.
아침에 식욕이 없는 사람은 가벼운 채소 주스 정도면 괜찮습니다.
무엇이든 입으로 들어가면 장에 자극이 됩니다.

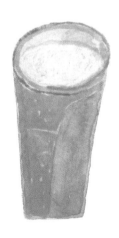

아침 식사를 든든하게 하는 사람이라면 먼저 장내 환경을 정리하기 위해 의식적으로 식물성 섬유질을 골라 드세요. **과일 중에서도 식물성 섬유질이 풍부한 바나나를 추천합니다.**

장내 환경이 개선되면 수면의 질도 당연히 좋아집니다.

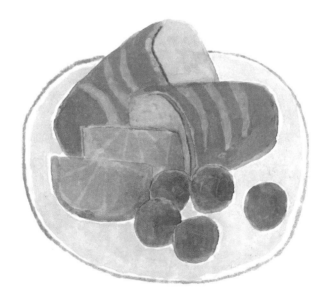

식물성 섬유질

소화되지 않고 대장까지 도착하는 성분으로 장내 환경을 건강하게 만들어줍니다. 곡류, 감자, 고구마 등 뿌리 채소와 콩, 채소, 과일, 버섯, 해조류 등에 풍부합니다.

13 | 숙면을 위한
세 가지 영양소
GABA, 글리신, 트립토판

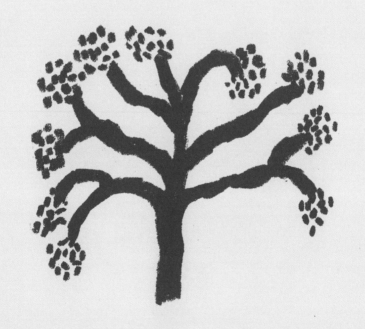

편안한 수면에 효과가 있는 영양소로 최근 특히 주목받는 것이
GABA, 글리신, 트립토판입니다.
GABA는 흥분되거나 불안한 마음을 안정시켜주고,
글리신은 수면의 질을 높여줍니다.
트립토판은 수면에 꼭 필요한 멜라토닌의 원료가 되는
세로토닌의 분비를 촉진합니다.

이름을 꼭 기억할 필요는 없지만, 의식하고 있다가 음식이나 영양
제를 고를 때 조금이라도 떠올릴 수 있다면 도움이 될 것입니다. 섭
취 후 몸과 마음의 변화를 느낄 수 있습니다.

14 | 새우, 오징어, 가리비 등 해산물을 먹는다

최근 약국이나 편의점에서도 수면을 도와주는 영양제와 수면 보조제를 쉽게 발견할 수 있습니다. 사실 이 보조제들은 앞에 소개한 영양소 글리신을 함유한 것이 많습니다.

글리신은 아미노산의 한 종류로 고기나 생선, 특히 새우나 가리비, 오징어 등에 풍부해 맛있게 먹으면서 효과도 얻을 수 있습니다.

글리신은 손발의 혈행을 좋게 하고, 심부 체온을 낮춰주어 잠들기 어려운 사람, 얕은 잠을 자는 사람이라면 적극적으로 섭취하는 것이 좋습니다.

심부 체온

몸 안쪽에 있는 뇌, 내장의 온도. 아침부터 저녁까지 높아졌다가 밤부터 아침까지는 낮아집니다. 잠들기 전에 심부 체온을 낮추면 깊은 잠을 잘 수 있습니다.

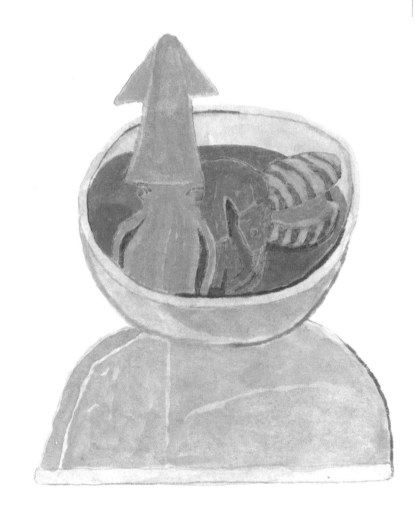

15 | 발아 현미나
발효 식품을 먹는다

앞서 소개한 GABA(38쪽 참고).
최근에는 스트레스나 불안을
줄여주는 효과가 있다고 알려
져 GABA가 함유된 초콜릿이
나 차 등 기호 식품도 다양하
게 나와 있습니다.

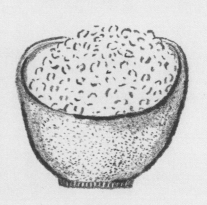

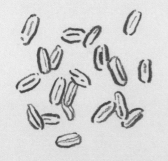

GABA를 많이 함유한 식품으로
는 발아 현미, 김치, 청국장
등 발효 식품과 토마토, 오이
등 여름 채소가 있습니다.

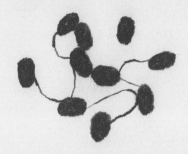

그중에서도 발아 현미는 백미의 10배에 달하는 GABA를 함유하고 있습니다. 1일 1식, 하루에 한 번 발아 현미 식사로 꾸준히 섭취하길 추천합니다.

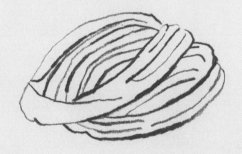

GABA

장내 환경과 멜라토닌

잠이 오게 만드는 호르몬 멜라토닌. 생성되는 곳은 뇌이지만, 실은 장내 환경이 건강할 때 충분히 생성되는 것으로 알려져 있습니다.

16 | 아침 식사에 유제품과 대두 제품을 곁들인다

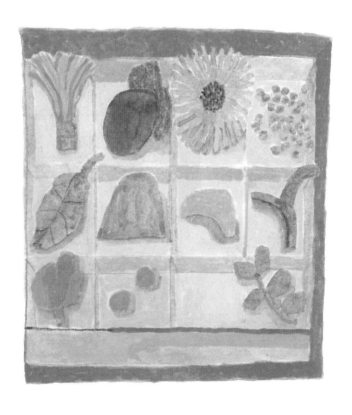

수면을 유도하는 호르몬 멜라토닌의 원재료가 되는 것이 트립토판입니다. 트립토판은 필수아미노산의 종류로 체내에서 생성되지 않아 반드시 식사로 섭취해야 합니다.

육류나 생선은 물론, 치즈나 요구르트 같은 유제품, 된장이나 청국장 등 대두 제품에 많이 함유되어 있으므로 **평소 균형 잡힌 식사만 한다면 충분합니다.**
아몬드나 호두 같은 견과류도 좋습니다.
아침 식사로 활용하기 좋은 식재료가 많으니 의식적으로 하나씩 추가해보세요.

17 | 음식을 잘 씹어 먹는다

어릴 적부터 "음식을 꼭꼭 잘 씹어 먹어야 한다"는 이야기를 많이 들었습니다.
하지만 바쁠 때는 그마저도 소홀해지기 쉽지요.

잘 씹으면 소화가 잘될 뿐만 아니라,
행복 호르몬, 세로토닌의 분비에도 도움이 됩니다.
세로토닌은 수면을 부르는 호르몬, 멜라토닌의 원재료로 수면에서
정말 중요한 역할을 하죠.
얕은 잠을 자거나, 너무 우울하거나, 기분이 계속 가라앉아 입맛이
없을 때. 이런 때야말로 한 입 한 입에 집중해서 잘 씹는 것이 중요
합니다.
음식으로 편안한 수면을 얻을 수 있다면 불안도 해소되고, 선순환이
시작됩니다.

serotonin
Melatonin

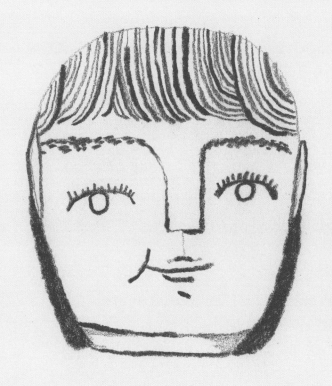

18 | 신선한 제철 재료로
요리한다

몸에 좋다고 알려진 식재료를 적극적으로 먹는 것은 매우 훌륭한 습관입니다. 하지만 **무엇보다 영양이 높은 것은 제철에 나는 재료입니다.**

요즘은 비닐하우스 재배나 양식, 수입 재료나 보존 기술의 발달로 1년 내내 먹을 수 있는 재료가 많아졌고, 또 효능이 좋다는 뉴스만 나오면 어떤 재료든지 바로 구할 수 있습니다.
하지만 영양이 가장 높은 것은 내가 살고 있는 땅에서 지금 재배한 신선한 식재료입니다. 이런 재료는 무엇보다 맛도 좋습니다.

아무리 효능이 좋다고 해도 오래 보관해 산화된 재료는
영양소를 잃어버릴 수밖에 없고, 몸에도 이롭지 않습니다.
자연 그대로의 신선함이 살아 있는 제철 음식을 맛있게 먹는 것이
중요합니다.

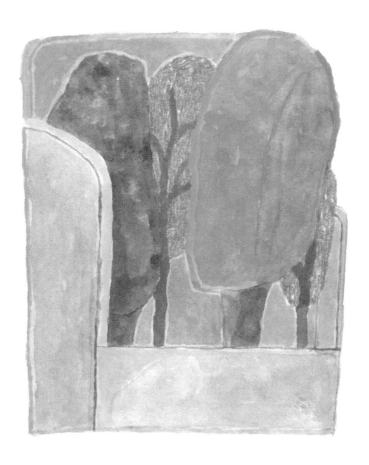

19 | 아침에는 생강과 벌꿀을 넣은
홍차를 마신다

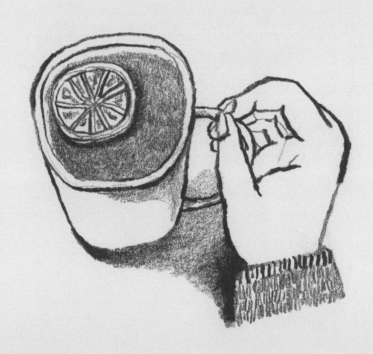

일상에서 경험한 기분 좋은 정도의 피곤함은 깊은 잠을 부르고,
잠을 자면서 다시 에너지가 생겨납니다.
이를 위해서는 음陰과 양陽의 조화가 중요합니다.

아침에 마시는 홍차로 양의 에너지를 얻어보세요.
홍차에 함유된 테아닌 성분이 상쾌한 아침을 만들어줍니다.
그냥 마셔도 좋지만, 생강벌꿀홍차로 만들어 마시면 더욱 좋습니다.

만드는 방법은 간단합니다.
홍차에 곱게 갈거나 저민 생강과 벌꿀을 넣고 잘 섞어서 따뜻하게 마
시면 됩니다. 몸을 따뜻하게 만들어 추운 계절에는 감기 예방 효과도
있습니다.

20 | 인스턴트식품과 과자를 끊는다

인스턴트식품과 레토르트 식품.
바쁜 현대인에게는 필수 불가결한 제품입니다.

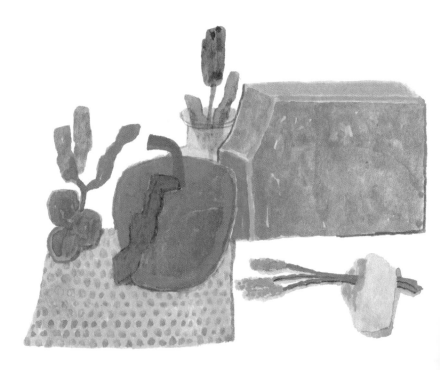

혹시 일상적으로 많이 먹고 있나요?

쉽게 잠들지 못하는 사람이라면 잠시 끊어보세요.

이런 식품에는 음식을 오래 보존하기 위해 많은 양의 인산염이 첨가되어 있습니다. 과잉 섭취하면 칼슘과 아연의 흡수를 방해해 갑자기 안절부절못하거나 가슴이 두근거리고, 흥분 상태가 지속되기도 합니다.

인산염은 과자나 가공육에도 많이 사용합니다.
가공한 육류를 피하고, 가능하면 원재료 상태에 가까운 음식을 선택하세요.

21 | 외국 메뉴를
   한식 메뉴로 바꾼다

왠지 모르게 컨디션이 좋지 않거나, 몸이 무겁고 불안한 마음이 지속
된다면 **한식 위주의 식단으로** 바꿔보세요.

아침에는 빵, 점심에는 파스타.
언젠가부터 현대인의 식사는 서양 메뉴가 큰 비중을 차지하게 되었
습니다.
이제 빵보다는 밥으로, 파스타는 국수로,
즉 영어 메뉴를 한글 메뉴로 바꾼다는 생각으로 실천해보세요.

22 | 미니 단식에
도전한다

낮

일주일에 한 번, 완전한 공복 시간을 경험해보세요.
위장이 잠시 쉬는 동안 혈액순환도 좋아집니다.
단, 본격적으로 단식을 하려면 전문가의 도움이 필요하므로 간단하
게 시작해봅니다.

우선 처음에는 아침 식사나 저녁 식사 시간을 한 번 건너뛰는 정도
가 좋습니다.
이른 저녁을 먹는다는 마음으로 공복 시간을
가져보세요.

패스팅fasting ～～～～～～～～～～～～～～～～～～～～～～～～～～～

단식의 한 종류. 일정 기간 동안 먹지 않음으로써 위장을 쉬게 하는 것으로, 다이어트 효과로도 화
제가 되었습니다. 공복 시간 동안 행복 호르몬이라 불리는 베타엔도르핀이 분비되어 릴랙스 효과
가 있습니다.

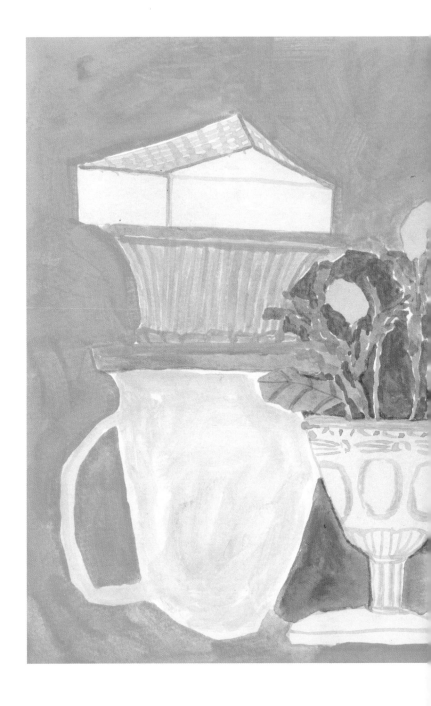

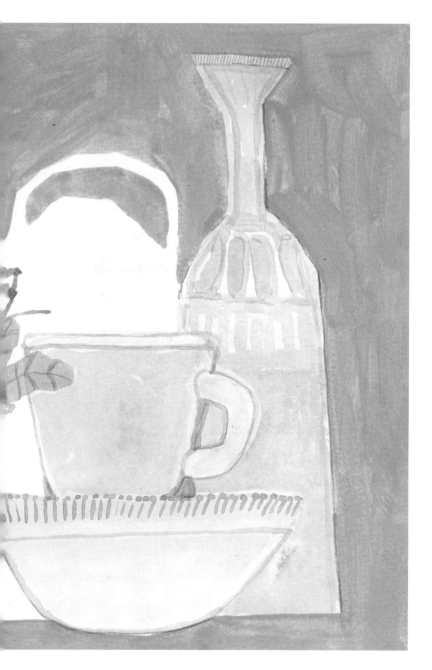

23 │ 신선한 채소를
항상 준비해둔다

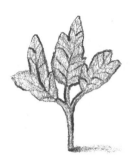

셀러리, 반디나물, 파슬리 등 미나릿과 채소는
스트레스 해소에 도움이 되고, 기분을 안정시켜줍니다.

깨끗이 씻거나 가볍게 데쳐서 소금과
참기름을 넣고 무쳐서 먹으면 맛있지요.

바쁜 날에도 쉽게
먹을 수 있도록
평소에 신선한
채소를 항상
준비해두세요.

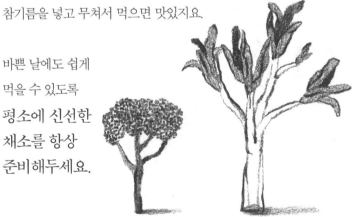

24 | 하기 싫은 일은
먼저 한다

낮

우리 일상의 패턴 중에서 자율신경의 균형을 가장 크게 해치는 것이
바로 초조하게 시간에 쫓기는 상태라고 합니다.
어려운 일, 하기 싫은 일은 나도 모르게 뒤로 미루고 싶은 것이
당연하지만,
결국 막판까지 초조해하면서 해야 하는 일이라면
제일 먼저 끝내버리는 것이 속이 후련합니다.

편안하게 잠들기 위해서라도
하기 싫은 일을 먼저 처리하는 습관을 들여보세요.
"이것만 끝나면 이제 할 만한 일만 남았네!"
이러고 나면
동기부여도 되고, 의욕도 높아집니다.

25 │ 나의 불면 타입을
파악한다

현대인의 5명 중 1명은 불면으로 어려움을 겪고 있다고 합니다.
그 이유는 여러 가지가 있겠지만, 불면 타입은 크게 네 가지로 나눌
수 있습니다.

• 잠자리에 누워서 30분 이상 지나도 잠들지 못하는
  입면 장애^{入眠障碍} **타입**
• 얕은 잠을 자고, 자다가도 몇 번씩 깨는 **중도 각성**^{中途覺醒} **타입**
• 너무 빨리 일어나서 다시 잠들지 못하는 **조조 각성**^{早朝覺醒} **타입**
• 숙면을 못 하고 일어난 뒤에도 개운하지 않은
  숙면 장애^{熟眠障碍} **타입**

누구라도 한 번쯤 경험해본 적이 있는 불면 증상입니다.
어떤 증상이든 1개월 이상 지속되고,
일상생활에 지장이 생긴다면 불면증이라고 보는 것이 일반적입니다.

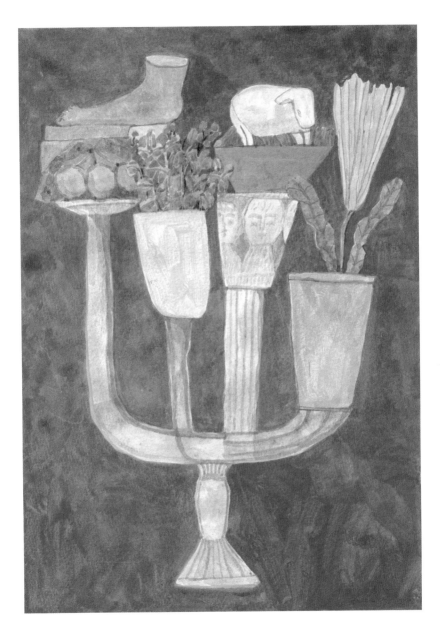

26 | 항상 꺼내 쓸 수 있는
기분 전환법을 찾는다

잠들기가 어려운 입면 장애 타입과
얕은 잠을 자는 중도 각성 타입에는
낮에 있었던 일을 자기도 모르게 계속 생각하는, 예민하고 걱정 많은
사람이 많습니다.

자신이 이런 타입이라고 생각한다면
기분을 완전히 전환하는 방법을 찾아 연습해보세요.
좋아하는 책이나 음악에 집중하거나,
친구와 긴 통화를 하며 이야기하거나,
마음에 드는 카페에 가거나,
맛있는 음식을 먹고,
신나게 노래를 불러보는 등
기분 전환하는 방법 몇 가지를 미리 정해놓으세요.
펑펑 우는 것도 마음이 개운해지는 좋은 방법입니다.

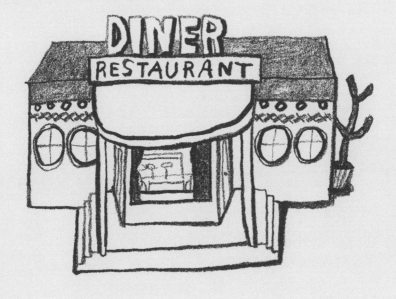

27 | 잠이 부족하다면
점심 이후 잠깐 낮잠을 잔다

최근에는 맞벌이 부부가 많습니다.
꼭 불면이 아니더라도
업무와 집안일을 하다가 잠드는 시간이 늦어지기도 하고,
너무 바빠서 잠잘 시간이 없다는 사람도 많습니다.

"야근하지 마세요."
"집안일도 쉬엄쉬엄 하세요."
이렇게 말하긴 쉽지만 본인에게는 어려운 일입니다.

잠이 쏟아지거나 너무 피곤할 때는
점심시간이나 식사 후에 잠깐의 낮잠도 좋습니다.
릴랙스 효과도 있고, 오후의 업무 효율도 높아집니다.
15~20분 정도면 밤의 수면에
영향을 미치진 않습니다.
의자에 기대거나 책상에 엎드린 자세로 눈을 붙이세요.
도저히 시간이 없다면 1분 정도만 눈을 붙여도 약간의 휴식이 되어
체력을 회복할 수 있습니다.

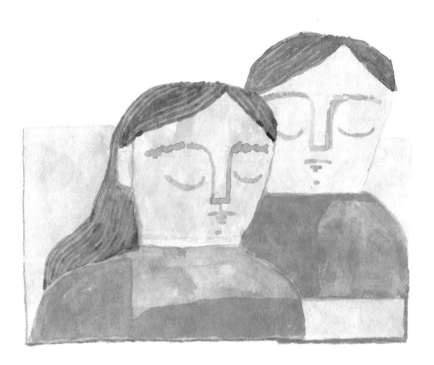

수면 부채 〰〰〰〰〰〰〰〰〰〰〰〰〰〰〰〰〰〰〰〰〰〰〰〰

수면 부족이 계속되어 질병의 위험이 높아지거나 일상생활에서 영향이 나타나는 상태. 매일의 수면이 7시간 이하로 이어지면 수면 부채가 쌓이기 쉽습니다.

28 | 있는 그대로의
나를 인정한다

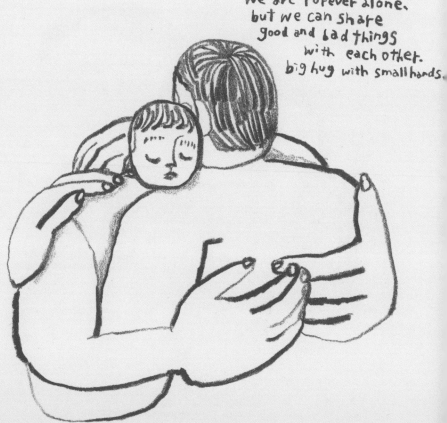

most good way
to be warm
we need hug, always.
we are forever alone.
but we can share
good and bad things
with each other.
big hug with small hands.

주변에 보면 자기 긍정감이 낮은 사람이 상당히 많습니다.
그런 사람은 자기 자신에 대해 부정하거나,
'난 이 정도밖에 안 돼' 하며 실망 또는 원망합니다.
실수를 했다면 반성하고 다음에 잘하면 되는데도
끝없는 좌절의 늪에 빠져 불면의 원인이 되곤 합니다.

마음에 안 들고, 잘 못하는 부분이 있더라도
이 정도의 나 자신도 괜찮다고 인정해주세요.
우리는 모두 그렇게 부족합니다.
어렵지만, 정말 정말 중요한 일입니다.

29 | 더 충실하게,
몸이 피곤한 하루를 보낸다

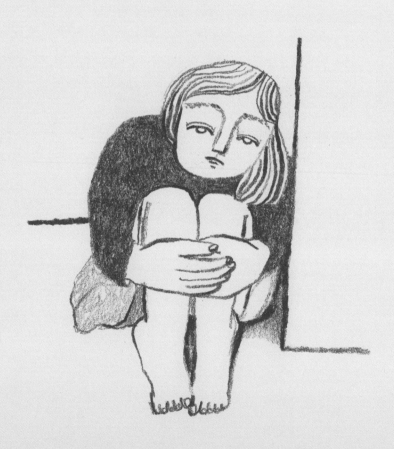

해가 뜨기도 전에 잠이 깨는 조조 각성 타입과
잠을 자도 개운하지 않은 숙면 장애 타입의 불면은
밤에 활동하는 사람, 낮 동안 활동이 부족한 사람에게 나타납니다.

자신의 생활 리듬에서 마음에 걸리는 부분이 있다면 바꿔보세요.
회사 일이 그리 바쁘지 않다면
**활동적인 취미 생활 등 깨어 있는 시간을 더
충실하게 보내세요.**
머리보다 몸을 피곤하게 하는 것이 중요합니다.

또 나이가 들수록 아침 일찍 일어나게 되는 것은 자연스러운 일입니다. 일상생활에 문제가 없다면 그다지 걱정할 일이 아닙니다.

단, 조조 각성은 전형적인 우울증 증상의 하나이기도 합니다.
하루 종일 의욕이 없는 등 동반되는 증상이 있다면
전문가와 상담이 필요합니다.

30 | 마이크로 슬립은 위험신호,
곧바로 휴식을 취한다

갑자기 잠들어버린 적이 있나요?

예를 들면, 무언가를 하던 도중에 순간적으로 잠들어버리는 것, '순간적 쪽잠' 정도로 말할 수 있습니다. 이를 마이크로 슬립이라고 합니다.

시간은 불과 1~10초 정도로 본인이 깨닫지 못하는 사이에 일어납니다. 운전 중이나 계단 위에서 등 위험한 때와 장소에서 일어나는 경우도 있습니다.

이런 증상이 있다면 **수면이 매우 부족하다는 의미**로, **뇌가 정말 피곤한 상태입니다.** 위험신호이므로 반드시 충분한 시간을 확보하고 누워서 휴식을 취해야 합니다.

해양 생물의 잠

돌고래나 고래에게는 마이크로 슬립이 일상적인 수면법이라고 합니다.

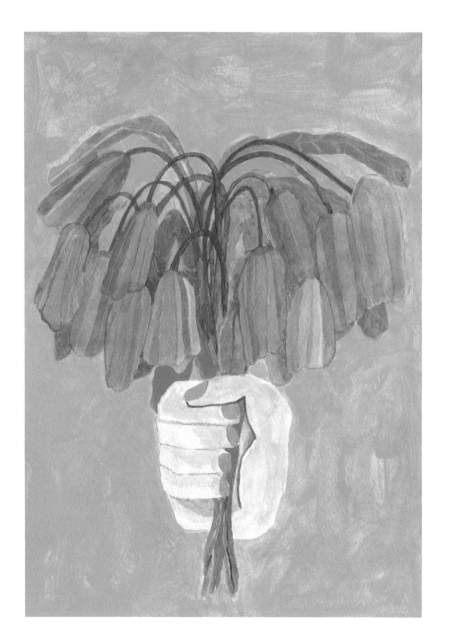

31 | 늑잠은
토요일에 잔다

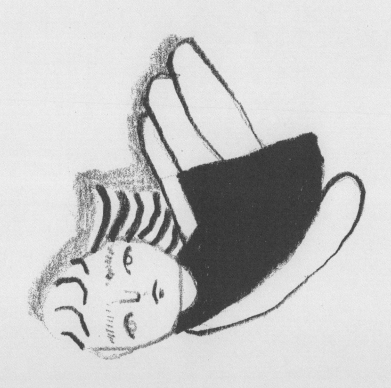

금요일까지 바쁜 일상을 보내고 주말이 되면 녹초가 되어 하루 종일 잠만 잔다는 사람도 많습니다.

말하자면 부족한 잠을 채우고, 또 미리 자두는 것이죠.

하지만 의학적으로 보면 이런 식으로 잠을 저축하는 것은 불가능하다고 합니다. 잘못했다가는 수면 리듬을 어지럽힐 뿐만 아니라 더욱 피곤하게 만듭니다.

주말에 잠을 잘 자는 요령이 있습니다.

토요일과 일요일이 쉬는 날이라면 토요일에 많이 자는 것입니다.

그리고 늦잠을 자더라도 항상 일어나는 시간에서 2시간 정도만 더 자는 것입니다. 그 정도면 태양 빛으로 체내시계를 리셋할 수 있습니다. 그리고 일요일은 언제나처럼 똑같은 시간에 일어납니다.

수면에서 중요한 것은
자는 시간이 아니라 리듬입니다.
지친 몸을 쉬게 한다는 생각으로 느긋하게 휴일을 보내면 됩니다.

체내시계

아침에 일어나고, 배고픔을 느끼고, 밤이 되면 잠을 자는 24시간의 리듬을 만드는 것이 체내시계입니다. 서캐디언 리듬 circadian rhythms이라고도 합니다.

32 나에게 맞는
수면 시간을 찾는다

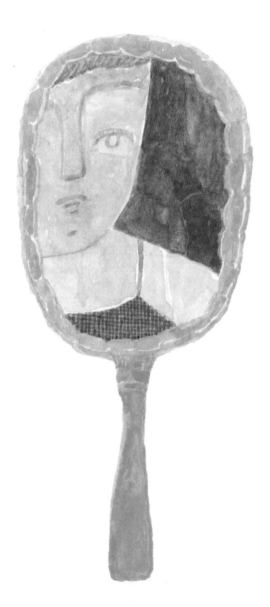

선천적으로 짧은 시간을 자도 활력이 넘치고 건강한 사람이 있습니다. 쇼트 슬리퍼short sleeper라고 부릅니다.

최근의 연구에 따르면 이런 사람들은 특정 유전자와 관련이 있다고 합니다.

3시간 수면으로 유명한 나폴레옹 황제도 유전자가 특별한 사람이었을지 모릅니다.

대부분의 사람은 수면 시간이 짧으면 힘들어합니다.

몇 시간을 자야 좋은지에 대해서는 여러 가지 설이 있지만,

억지로 수면 시간을 줄이거나 늘리지 말고 조금씩 바꿔가며 나에게 맞는 수면 시간을 찾아보세요.

롱 슬리퍼long sleeper

하루 10시간 이상 자는 사람을 말합니다. 항상 졸립다고 느끼는 과면증이나, 갑자기 잠들어버리는 기면증과는 다릅니다. 병은 아니고, 체질적으로 많은 수면을 필요로 하는 사람입니다.

33 │ 나의 체내시계 타입을
│ 파악한다

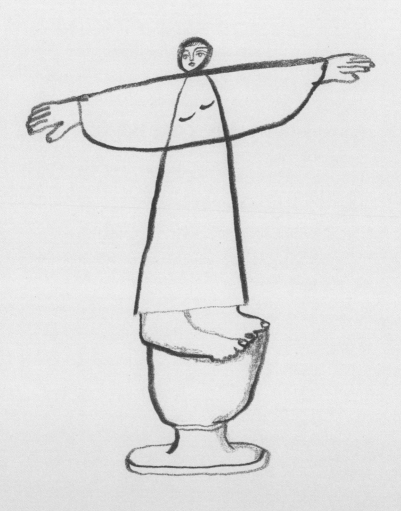

수면 타입도, 일어나는 타입도 사람마다 제각각입니다.

"나는 야행성이라 아침 활동은 좀 힘들어."

"일찍 자는 편이라 늦은 시간에 약속은 힘들어요."

이렇듯 누구나 자신이 활동하기 좋은 시간대가 있습니다.

미국 수면 전공의들이 이 체내시계의 특성을 '클로노타입^{clonotype}'
이라는 질문 리스트를 기준으로 분류하는 연구를 했습
니다. 그에 따르면

- 깊은 잠을 자고 상쾌하게 일어나는 곰
- 눈뜨면 바로 활동적으로 움직이는 사자
- 밤이 되면 활동적인 늑대
- 오전에는 집중력을 발휘하지 못하는 돌고래

수면의 성향에 따라 네 가지 타입으로 분류합니다.

곰과 사자는 아침형이고, 늑대와 돌고래는 저녁형입니다.

신빙성은 알 수 없지만 자신이 어떤 성향이며, 집중하기 좋은 시간대
는 언제인지 알아두면 도움이 됩니다.

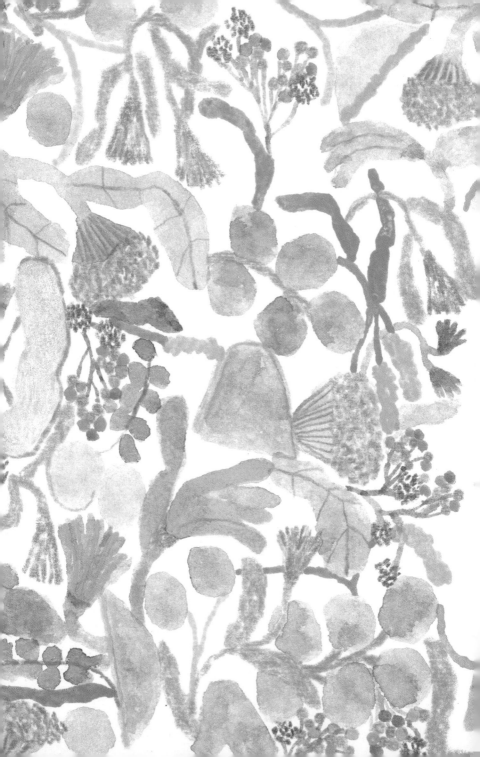

Part 2

해 질 무렵

해가 저물고, 날이 어두워지면
몸과 마음을 편안한 수면 모드로 바꿔줘야 합니다.
목욕이나 스트레칭 등
집에서 할 수 있는 숙면 습관을 소개합니다.

34 | 침실에는 빛이
살짝 들어오는 것이 좋다

완전히 깜깜하게 하고 자는 게 좋을까, 약간 밝게 하고 자는 게 좋을까?
이에 대해서는 사람마다 의견이 다르지만, 전문가들은 약간의 빛이 있는 어두운 공간을 추천합니다.
방 안이 아주 어두운 상태가 되면 오히려 감각이 더욱 맑고 선명해져 우리 뇌가 예민한 상태로 바뀌기 때문입니다.
그 결과 잠들기가 어려워집니다.

간접 조명으로 아주 약간의 빛을 남겨두세요.
빛이 시야에 들어오지 않도록 발밑을 살짝 비추는 정도면
가장 좋습니다.

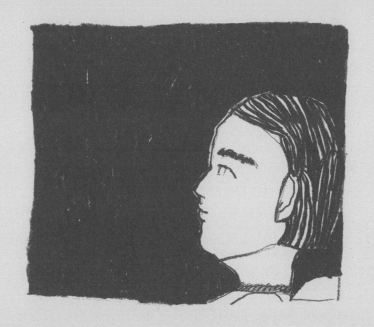

형광등의 푸른빛은

잠을 부르는 호르몬, 멜라토닌의 분비를 억제하므로 잠들기 1시간

전부터는 피하는 것이 좋습니다. 단계적으로 빛을 줄이고, 가능하면

스마트폰의 사용도 줄이는 것이 바람직합니다.

35 | 아로마로
수면의 질을 높인다

아로마로 긴장된 몸과 마음을 부드럽게 풀어보는 건 어떨까요?

바쁜 업무와 일상으로 신경이 긴장되어 있는 사람이라면 **라벤더**,
불안이나 실패를 마음 깊이 안고 있는 사람은 **네롤리**,
기분을 산뜻하게 바꿔보고 싶은 사람은 **베르가모트**,
마음의 평온을 얻고 싶은 사람은 **샌들우드**,
그리고 유자 향이나 히노키 향도 좋습니다.

베개에 향을 뿌리는 스프레이, 필로 미스트도 한번 사용해보세요. 마음에 드는 향을 골라 한 번 칙! 뿌리면 됩니다.

필로 미스트
이름 그대로 베개나 침구에 쓰는 스프레이로, 커튼이나 옷에 사용해도 좋습니다. 향이 약하고 부드러워 향수를 쓰기 힘든 사람도 편안하게 사용할 수 있습니다.

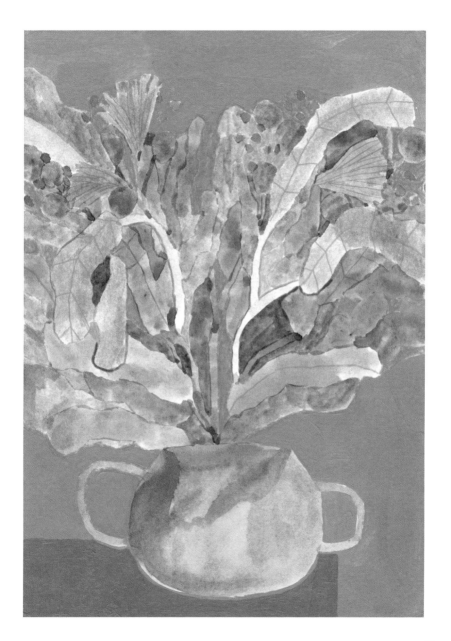

36 │ 잘 때는 잠옷으로
갈아입는다

잠잘 때 파자마나 스웨터 등 홈웨어를 입나요?

저지jersey 소재는 땀을 잘 흡수하지 못하고, 스웨터는 열을 발산하지
못해서 잠잘 때 입는 옷으로 적당하지 않습니다.

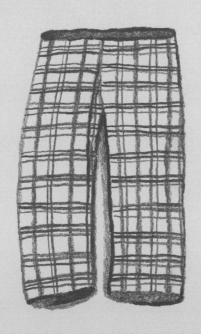

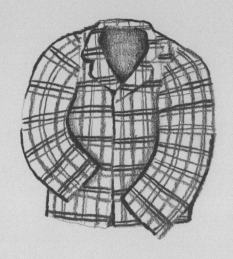

또 겨울이라고 두꺼운 옷을 입고 누우면 편하게 몸을 뒤척일 수가 없
어 숙면을 방해하지요.
여름에 덥다고 팬티만 입거나 짧은 티셔츠와 반바지를 입고 자면 몸
이 차가워지는 원인이 되기도 합니다.

그런 면에서 수면을 위해 만든 파자마는
땀을 흡수하고, 열은 발산하며,
꽉 조이지 않는 디자인으로 몸을 뒤척일 때도 편안합니다.
쾌적한 숙면을 위한 아이템으로 더할 나위 없지요.

회사에서 돌아와 홈웨어로 갈아입고 밥도 먹고 목욕도 마쳤다면
이제 파마자로 갈아입는 습관을 들여보세요. '이제 잘 시간이구나'
하고 마음의 준비를 하게 됩니다.

37 │ 이불의 온도를 체크한다

잠잘 때 방 안이나 집 안의 온도에 대해서는 신경을 많이 씁니다.
그런데 이불의 온도에 대해 생각해본 적 있나요?

쾌적한 수면을 위한 이불의 온도는 33도 정도입니다.
일부러 재보지 않아도 사람의 체온이 36~37도 정도이므로 체온보다
약간 낮은 정도입니다.
겨울에는 이불 속이 바깥보다 약간 따뜻하고,
여름에는 약간 썰렁한 정도를 기준으로 하면 됩니다.

실내 온도는 너무 차갑거나 너무 따뜻해지지 않도록 에어컨이나 히
터 등으로 조절해주세요.
특히 온도가 너무 높으면 잠이 깨기 쉬우므로 따뜻할 때는 온도를 낮
추도록 신경 씁니다.

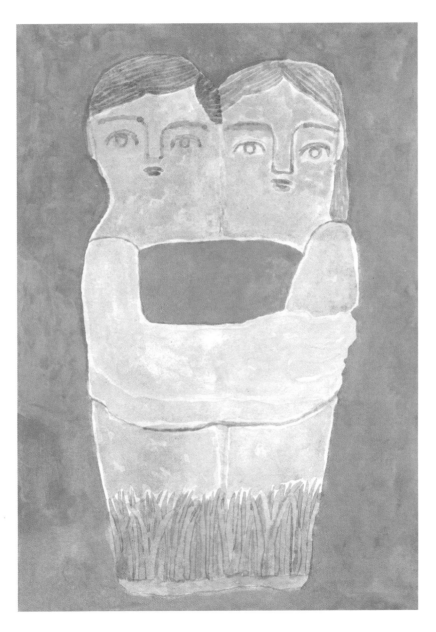

38 | 흔들리는 불빛을
바라본다

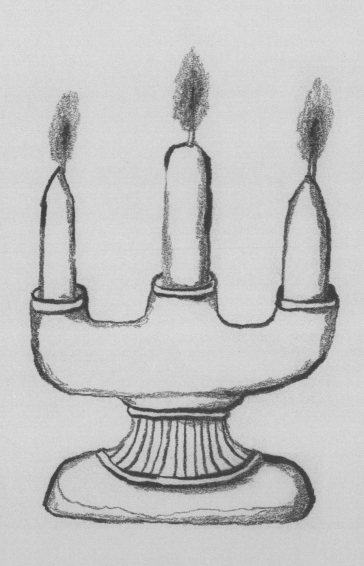

타오르는 불빛을 바라보면서 마음이 편안해진 경험이 있나요?
마음대로 모양을 바꾸면서 흔들리는 빛은 마음의 긴장
을 풀어주고 릴랙스 효과를 줍니다.

물론 침실에 타오르는 불을 놓기는 어렵지요.
대신 아로마 캔들로 릴랙스 타임을 가져보세요.
불씨가 걱정된다면 LED로 흔들림을 재현한 전자 촛불도 좋습니다.

실내에 별이 뜬 밤하늘이나 흔들리는 수면 영상을 띄우거나
가정용 빔으로 별자리를 천장에 쏘아보는 것도
잠자기 전에 잠깐씩 즐기기에 좋습니다.

불꽃의 릴랙스 효과 ‿‿‿‿‿‿‿‿‿‿‿‿‿‿‿‿‿‿‿‿‿‿‿‿‿
불꽃에는 자연계의 불규칙한 움직임이 있습니다. 그 움직임이 몸과 마음을 릴랙스해주는 효과가
있지요. 1/F 파동 등 흔들림의 횟수에 대해서는 122쪽 참고.

39 | 심부 체온에 대해
알아둔다

심부 체온이란 말을 들어본 적 있나요?
잠에 대해 이야기할 때 반드시 등장하는 단어입니다.

우리가 보통 체온이라고 하면 피부 표면의 온도를 말합니다.
그에 반해 심부는 몸 안쪽이라는 뜻으로,
심부 체온은 뇌를 포함한 장기의 온도를 이릅니다.

이 심부 체온은 잠에서 깨어 있을 때는 높아집니다.
**일단 높아진 심부 체온이 다시 낮아질 때 그 낙차로
우리가 잠에 빠져드는 것입니다.**

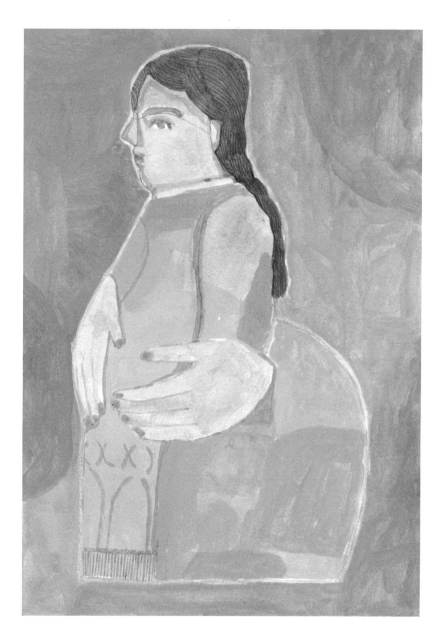

40 | 피부 감촉이 좋은 잠옷을 선택한다

수면의 질을 높이기 위해서는
몸을 쾌적하고 편안하게 해주는 것이 중요합니다.
몽글몽글한 고양이를 어루만지면 행복한 기분이 드는 것처럼
피부에 닿는 감촉이 좋으면 편안해집니다.

피부에 닿는 감촉이 좋은 실크 파마자를 추천합니다.
여름에는 산뜻하고, 겨울에는 따뜻해서 1년 내내 입을 수 있습니다.
우아한 기분도 낼 수 있고요. 실크가 부담스럽다면 거즈, 면, 마, 모피
같은 **천연 소재를 선택하면 좋습니다.**

쾌적한 몸 상태를 위해서 몸에 꽉 끼거나 조이는 옷은 피하세요.
뻣뻣한 잠옷을 입고 있다면 바꾸는 것이 좋고요.
잠잘 때는 윗옷을 입지 않는다는 사람도 있습니다. 몸이 차가워지기
도 하지만, 해방감을 경험하고 싶다면 한번 도전해보세요.

IMAGINE
   A FLUFFY CAT.
THIS FEELS
    SO GOOD…

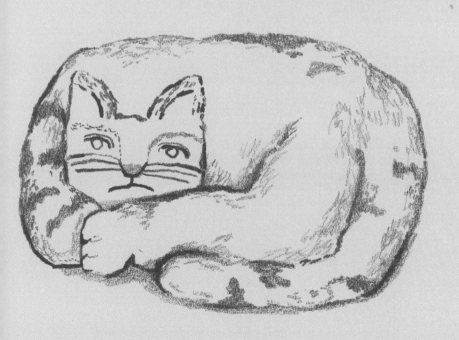

41 | 귀 마사지로 자율신경의 균형을 회복한다

몸의 모든 혈자리가 모여 있는 귀.
잠들기 직전에 마사지를 하면 부교감신경을 자극해 릴랙스 효과가
있습니다.

- 손가락으로 귀를 작게 접어서 모아줍니다.
- 귀의 깊은 구멍으로 집게손가락을 넣어 귀 전체를 바깥쪽으로 잡
  아당깁니다.
- 귀의 위쪽을 손가락으로 잡아 그대로 위쪽으로 당겨 올립니다.
- 귓불을 잡아 아래로 당겨 내립니다.

시험 삼아 이렇게 네 가지 귀 마사지를 해보세요.
몸이 따뜻해지고 온몸이 편안해집니다. 피어싱이나 액세서리는 빼
고 합니다. 언제 어디서나 할 수 있으니 긴장될 때나 마음이 불편할
때도 추천합니다.

귀와 부교감신경

귀에는 부교감신경이 집중되어 있어서 귀를 자극하면 릴랙스 효과가 있습니다. 아기를 재울 때에
도 귀를 만져주면 도움이 됩니다.

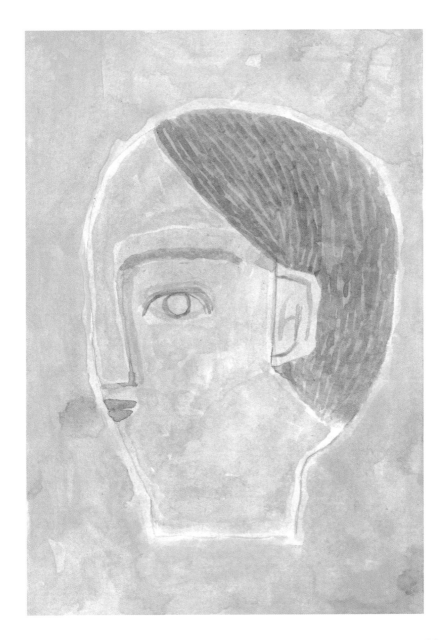

42 | 잠드는 순간에는 도서관 정도의 소음이 좋다

늦은 밤 침대에 들어가 눕는 순간,
똑딱똑딱 시계 소리가 신경 쓰이거나 조용한 가운데 "이이잉" 하고
이명이 들렸던 경험은 없나요?

잠드는 순간에는 너무 시끄러운 것도 너무 조용한 것도
릴랙스를 방해합니다.
지나친 소음은 불편하지만, 주변에서 아무 소리도 들리지 않으면 또
불안해집니다.

잠드는 순간 가장 좋은 소음 수준은 30~40데시벨 정도.
30데시벨은 깊은 밤 시골길, 속삭이는 목소리, 나뭇잎이 흔들리는 소
리 정도입니다.
40데시벨은 도서관, 깊은 밤 주택가, 촉촉하게 떨어지는 빗소리, 펄
럭펄럭 종이를 넘기는 소리가 들리는 정도입니다.

조용한 도서관을 연상해보세요.
마음을 가라앉히는 소음입니다.

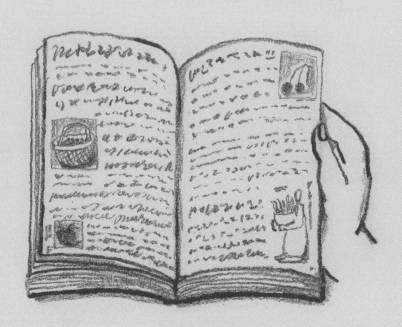

43 | 하루의 끝에
세 줄 일기를 쓴다

자신이 스트레스에 약한 것 같다고 느낀다면
일기 쓰는 습관을 들여보세요.
작심삼일이 될까 걱정이라면 '세 줄 일기'를 추천합니다.

- 오늘 별로였거나 실패한 일
- 오늘 감동받았거나 좋았던 일
- 내일의 계획

위의 순서로 간단하게 세 줄을 쓰는 것입니다.
우선은 일주일만 해보세요.
하루의 끝에 노트를 펴고 **몸과 마음을 스스로 체크하는 시간
이 됩니다.**
'이제 잘 시간이구나' 하고 몸에 알리는, 잠들기 전의 의식으로 자리
잡으면 좋습니다.

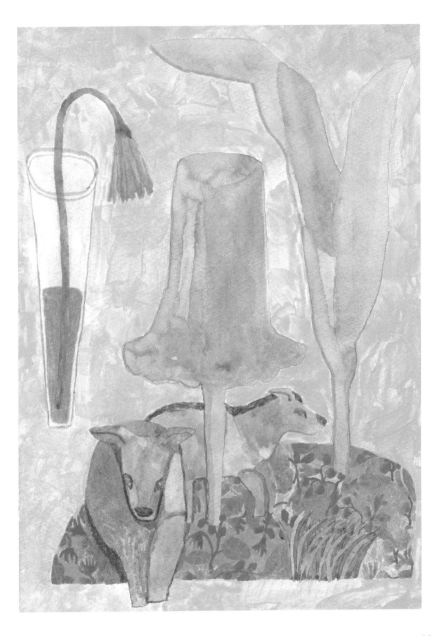

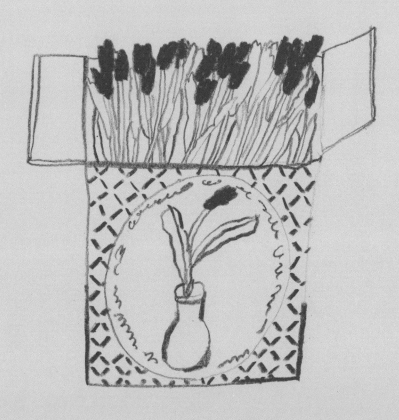

열대야가 계속되는 여름.

높은 기온은 불면이나 열사병을 부르기도 하지만, 밤마다 에어컨을
계속 틀어놓는 것도 건강에 좋지 않습니다. 계속되는 에어컨 바람에
저체온이 되기 쉽고, 타이머를 맞춰놓으면 꺼지는 순간 더워지는 공
기로 잠에서 깨어나기도 합니다.

쾌적하게 느끼는 기온은 개인마다 차이가 있지만,
일반적으로 여름에는 26도, 겨울에는 18도 정도,
습도는 50~60% 정도가 좋습니다.

습기가 많은 날에는
잠들기 1~3시간 전부터 에어컨을
제습 모드로 틀어놓으세요.
그리고 잘 때는 냉방 26도로 맞추고,
찬 바람이 직접 몸에 닿지 않도록 방향을 조절합니다.

45 | 스트레칭으로 목과 견갑골을 풀어준다

책상에서 오래 일하는 사람은 목과 어깨 등이 딱딱해지는 경우가 많습니다. 그럴 때 간단한 스트레칭을 해보세요.

목욕할 때 샤워기를 목덜미에 대면 따뜻해지는 것만으로도 혈행이 좋아집니다. 엄지손가락으로 따뜻해진 목뒤를 천천히 주물러서 풀어주면 더욱 좋습니다.

다음은 견갑골.
양팔을 구부려 옆으로 올리면서 팔꿈치를 어깨높이까지 오게 합니다.
좌우의 견갑골을 맞붙인다는 기분으로 팔을 뒤로 보냅니다.
다음에 기도하듯이 양손을 모으고, 팔을 앞으로 쭉 뻗어 견갑골을 열어줍니다.
목-어깨-등을 차례로 풀어주면 우리 몸 깊은 곳의 심부 체온이 올라가고 열이 발산되면서 잠들기 전 준비가 마무리됩니다.

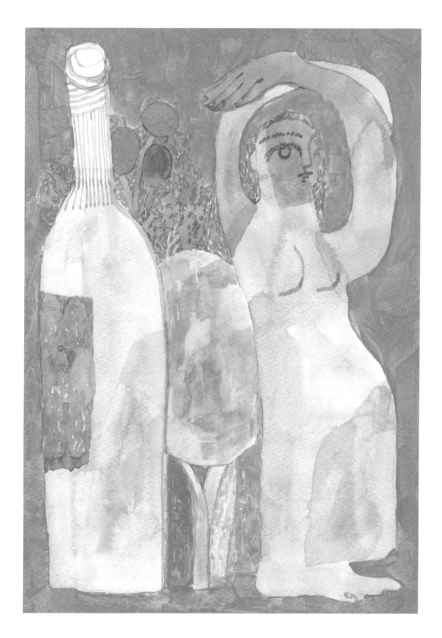

46 | 미지근한 물에 20분 탕 목욕을 한다

매일 목욕은 샤워로 대신하나요?
바쁠 때는 귀찮기도 하지만
편안한 수면을 위해서는 탕에 느긋하게 몸을 담그는 것이 좋습니다.

잠들기 1~2시간 전,
38~40도의 미지근한 물에
20분 정도 느긋하게 몸을 담그세요.
너무 오래 했나 싶은 정도까지 하면 좋습니다.

느긋하게 물속에 들어가 있으면
몸의 표면뿐만 아니라 몸 안쪽까지 서서히 따뜻해집니다.
심부의 열이 몸 표면이나 손발로 방출되면서
몸은 잠잘 준비를 합니다.
막 잠들려고 하는 아기의 손이 따뜻해지는
것도 이런 이유 때문입니다.

자연스럽게 열이 방출되도록 느긋한 마음으로 물속에 들어가
몸 안쪽을 따뜻하게 해주세요.

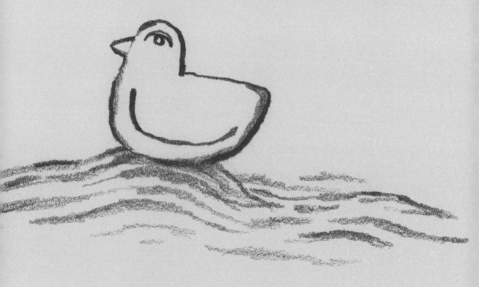

심부 체온과 목욕 시간
한번 올라간 심부 체온이 떨어지려면 1시간 정도 걸립니다. 그래서 잠들기 직전에 뜨거운 목욕을
하면 잠드는 타이밍을 놓쳐버립니다.

47 | 크게 웃을 수 있는 방법을 찾는다

행복 호르몬 세로토닌은
몸과 마음의 긴장을 완화하고,
잠을 유도하는 호르몬을 분비합니다.

세로토닌은 많이 웃을수록 많이 분비됩니다.
그러니 거짓 웃음이라도 많이 웃어야겠다고 생각해보세요.
안 좋은 일이 있을 때도 거울을 보면서 미소를 지으면 슬픔이 줄어드
는 효과가 있다고 합니다.
물론 친구와 즐거운 이야기를 하거나, 재미있는 만화나 영화를 보면
서 진심으로 웃을 수 있다면 가장 좋겠지요.

세로토닌 ~~~~~~
마음이나 감정을 안정시키고, 평온하게 하는 데 깊이 관여하는 신경전달물질.
흥분계 호르몬의 과다 분비를 억제하고, 자율신경의 균형을 찾아줍니다.

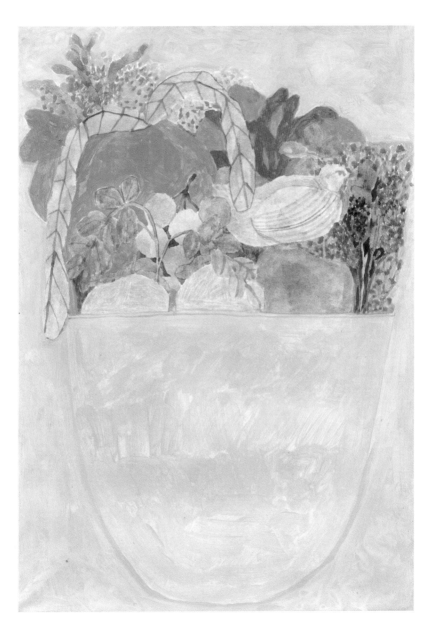

48 | 시간이 없을 때는
손 목욕을 한다

숙면을 위한 느긋한 목욕.
알고는 있지만 집에 오면 이미 너무 늦은 시간이고,
피곤해서 바로 눕고만 싶은 날이 많습니다.

그대로 잠들어버리면 좋겠지만 생각처럼 쉽게 잠들지
못할 때 간단하게 할 수 있는 것이 손 목욕입니다.

세면대 배수구를 막고 43도 정도의 뜨거운 물을 받아서
손을 세면대 바닥에 내려놓습니다.
좋아하는 향의 오일을 추가하면 릴랙스 효과가 더 높아집니다.

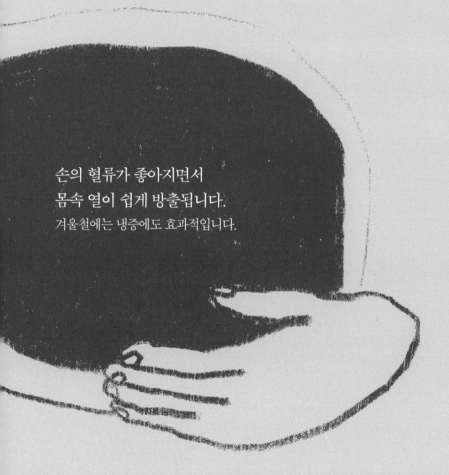

손의 혈류가 좋아지면서
몸속 열이 쉽게 방출됩니다.
겨울철에는 냉증에도 효과적입니다.

49 | 저녁 식사는 잠들기 3시간 전에 마친다

편안한 수면을 위해서는 공복도, 너무 배부른 상태도 좋지 않습니다.
저녁 식사가 늦어지면 위장이 활동 중인 상태로 잠들기 때문에 숙면을 방해합니다.
반대로 저녁 식사가 너무 빠르면 배가 고파서 잠들기 어렵습니다.

저녁 식사는 잠들기 3시간 전이 이상적입니다.
하지만 3시간 전이면, 아직 일하는 시간인 사람도 있습니다.
그럴 때는 저녁 7시 정도에 간단한 간식을 먹고,
집에 돌아와서 가벼운 저녁 식사를 합니다.
죽이나 수프, 가벼운 국물 요리 등 소화하기 쉬운 메뉴로 위장이 운동하는 시간을 줄여줍니다.

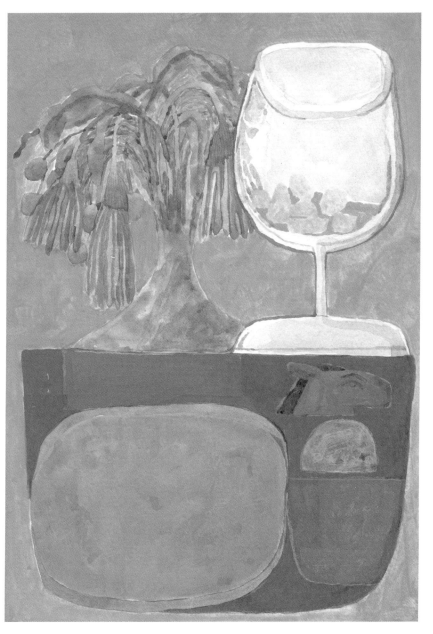

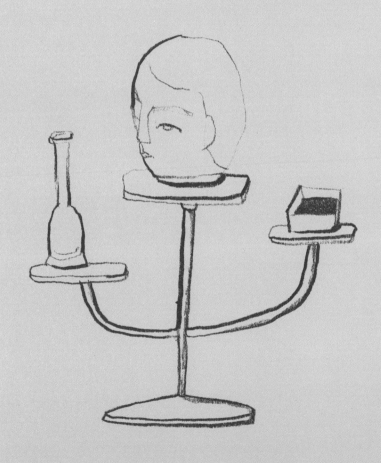

최근 수년간 널리 알려진 자율신경 이론.

자율신경은 24시간 나의 호흡과 체온을 조절하며 계속
일합니다.

자율신경에는 낮 동안 활동적으로 움직일 때 관여하는 교감신경과
밤 동안 안정된 시간을 보낼 때 관여하는 부교감신경이 있습니다.
어느 쪽이 활성화되느냐에 따라 우리 몸은 '일하는 상태'나 '쉬는 상
태'가 됩니다.

하지만 현대인은 너무 많은 정보를 처리하고, 또 너무 바쁜 생활을
하다 보니 자율신경의 균형이 흐트러지는 경우가 많습니다.
그 결과 교감신경이 활성화되는 시간은 길어지고,
뇌에서 내린 휴식이라는 지령이 전달되지 않아서 불면증에 걸리는
사람도 많습니다.
집에 와서도 온전히 쉬지 못하고 내일의 일을 걱정합니다.

만약 자신이 그렇다면 교감신경이 너무 오래 활성화되어 있는 건 아
닌지 곰곰이 생각해보세요.

51 | 배가 고파서 잠들 수 없을 때는 우유나 키위를 먹는다

'배가 고파서 잠을 잘 수가 없다!'

그럴 때는 바로 부엌으로 갑니다. 밤마다 너무 배가 고프다면 야간 저혈당일 가능성도 있습니다.

뜨거운 우유 한 잔으로 배고픔을 달래보세요.

단것이 먹고 싶다면 벌꿀이나 설탕을 조금 타서 먹으면 잠든 동안 혈당치가 안정됩니다.

닭 가슴살이나 치킨샐러드 약간, 담백한 수프도 좋습니다.

스낵이나 과자 등 자극적인 맛의 음식은 안 됩니다.

사과나 복숭아 같은 과일도 당질이 많아 혈당치가 급상승하므로 좋지 않습니다. 과일 중에서는 키위가 좋습니다. 수면을 돕는 과일로 주목받고 있습니다.

야간 저혈당 〰〰〰〰〰〰〰〰〰〰〰〰〰〰〰〰〰〰〰〰〰〰〰〰〰〰

잠들어 있는 동안에 혈당치가 너무 낮아지는 증상. 쉽게 잠들지 못하거나 다음 날 일어났을 때 불쾌감의 원인이 됩니다. 공복이나 혈당치의 급상승이 원인이므로 저녁 식사는 당질을 억제한 단백질 위주로 하는 것이 좋습니다.

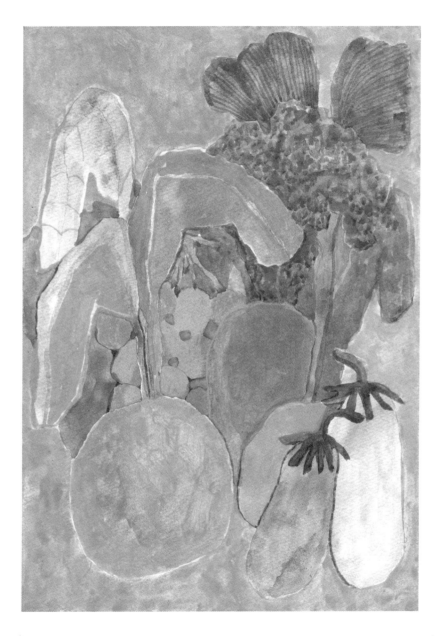

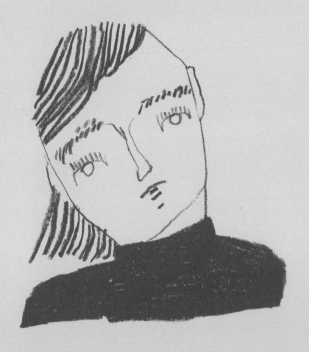

아무리 마음이 강한 사람이라도
불안과 고민에 짓눌릴 때가 있기 마련입니다.
그럴 때는 이것저것 생각하지 말고,
몸을 움직이면서 마음을 달래보세요.

불안할 때는 가슴과 배가 긴장되어 호흡이 얕아집니다.
그럴 때는 의식을 배를 집중하면서 깊은 숨을 들이마시고
내쉬어봅니다.

누워서 고개를 뒤로 젖혀 위를 보면서 배꼽 아래에 손을 얹습니다.
코로 조용히 숨을 듬뿍 들이마시고,
가능한 한 긴 시간 동안 입으로 내뱉습니다.

계속해서 얕은 호흡을 하면 쉽게 피곤해지고,
깊이 잠들지 못하는 원인이 됩니다.
느긋하게 복식 호흡을 시작해보세요.

단전 호흡법
배꼽 아래에 있는 단전에 기를 모으는 복식 호흡법. 잠들기 전뿐만 아니라 일상생활 중에도 긴장되
는 순간에 단전을 의식하고 복식 호흡을 하면 마음의 안정에 도움이 됩니다.

53 | 편안한 음악이나 자연의 소리를 듣는다

저녁 식사 후, 여유로운 시간에는 음악을 추천합니다.

편안한 템포에 목소리가 없는 악기 위주의 음악이 좋습니다.
가사가 있는 음악은 그 의미에 신경이 쓰이기도 합니다.
오르골 음악 같은 종류가 좋습니다.
격렬한 록 음악이나 댄스 음악은 텐션이 높아지는 효과가 있으니
낮 시간에 들으면 좋겠지요.

시냇물이 졸졸 흐르는 소리, 빗소리나 파도 소리 등
**물이 조용히 흐르는 자연의 소리도 편안한 잠을
유도합니다.**
자연 음악을 담은 CD나 앱으로 찾아보세요.

수면 중에 듣는 음악

잠자는 동안 조용한 소리를 계속 틀어놓는 경우도 있습니다. 언뜻 수면에 도움이 될 것 같지만 뇌가 피곤해지는 원인이 됩니다. 잠들 때 도움이 된다면 타이머를 맞춰서 일정 시간이 지나면 끄는 것이 좋습니다.

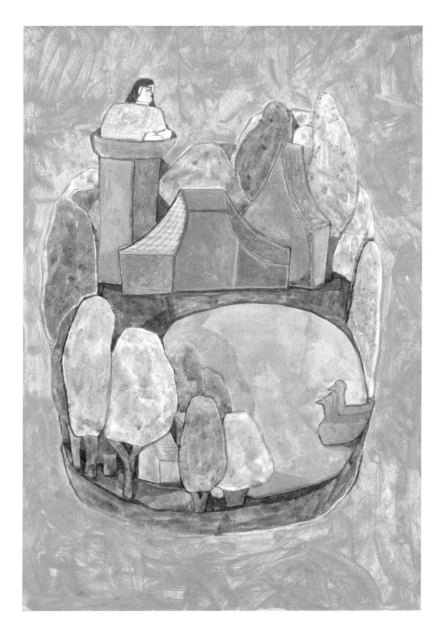

54 | 셀프 힐링으로 쑥뜸을
시작해본다

깊이 잠들기 위한 방법으로 쑥뜸은 어떤가요?

뜸이라고 해서 한의원이나 테라피 숍에 가야만 하는 건 아닙니다.

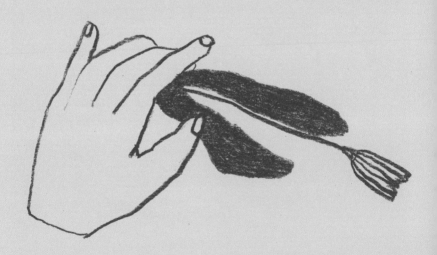

혼자서 하기엔 뜨겁기도 하고, 어려운 느낌이 들긴 합니다.
하지만, 최근에는 받침대가 붙어 있어 혈자리에 쉽게 붙이거나
불을 사용하지 않고 전자레인지로 따뜻하게 만드는 등
집에서 손쉽게 할 수 있는 아이디어 제품이 많습니다.

뜸이 유지되는 5분 정도가 지나고 뜸의 온도가 낮아지면 끝납니다.
따뜻한 기운을 서서히 느낄 수 있지요.
바쁜 일상 중에서
움직이지 않고 가만히 5분을 보내는 것,
이것만으로도 릴랙스 효과가 있습니다.

2~3일에 한 번 정도 하면 자연 치유력도 좋아집니다.
구체적 방법은 124쪽을 참고하세요.

뜸 ⌇⌇⌇

2,000년 이상의 역사를 지닌 민간요법. 쑥을 둥글게 만들어 혈자리에 올리고 불을 붙이는 것으로
자연 치유력을 높여줍니다. 스스로 쑥뜸을 하는 사람도 많아지고 있습니다.

55 │ 생활 속에서 1/f 파동을 찾아본다

파도 소리나 바람 소리, 시냇물 소리
작은 새가 지저귀는 소리, 심장박동 소리.

사람이 평온함이나 안정감을 느끼는 소리에는
1/f 파동이라고 부르는 주파수가 있습니다.
**예측할 수 없는 리듬이나 파동은
사람을 치유하는 힘이 있습니다.**

1/f 파동을 쉽게 느낄 수 있는 것은 클래식 음악입니다.
클래식 공연에 가서 꾸벅꾸벅 졸았던 적이 있나요?
그 정도로 잠을 부르는 효과가 있습니다.
그중에서도 쇼팽이나 바흐, 리스트의 곡이 릴랙스 효과가 높다고
합니다.

1/f 파동

f는 주파수, 즉 frequency의 f를 뜻하며, 소리뿐만 아니라 공간과 시간에서 불규칙하게 움직이는
것을 의미합니다. 예를 들면 불꽃에도 1/f 파동이 있습니다.

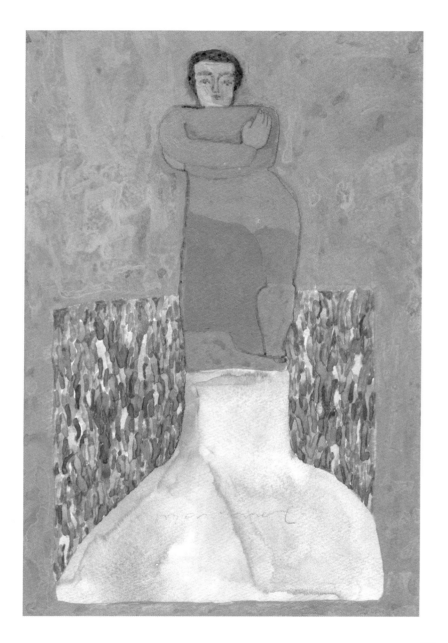

56 | 잠을 부르는 혈자리를 따뜻하게 한다

편안한 수면을 위한 대표적 혈자리는
발바닥의 발뒤꿈치 부분, 그중에서도 한가운데 지점인 '실면失眠'.
한자의 의미 그대로 불면에 효과가 있는 혈자리입니다.

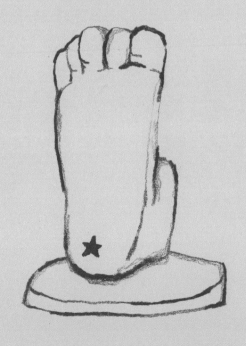

두근거림이나 불안을 없애는 '**신문**^{神門}'.
손바닥 쪽의 손목 주름 바로 위, 새끼손가락의 라인을 따라 맨 아래의 움푹 들어간 곳으로 마음의 긴장을 풀어줍니다.

'합곡^{合谷}'은 스트레스를 해소하고, 자율신경의 균형을 찾아준다고 알려져 있습니다. 손등 쪽, 엄지손가락과 검지손가락 뼈가 갈라지는 지점을 말합니다.

해당 혈자리에 뜸을 올려보세요. 탕파^{湯婆}나 핫팩으로 **주변을 따뜻하게만 해도 충분히 효과가 있습니다.**
손가락으로 눌러주는 것도 좋습니다.

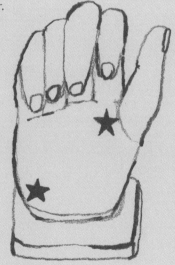

뜸을 뜨는 시간
목욕 직후나 저녁 식사 후, 음주 뒤에는 효과가 줄어들 수 있습니다.
게다가 혈행이 좋아진 상태이므로 화상을 입기 쉬워 피해야 합니다.

57 | 스토리가 궁금해지는
책이나 영화는 피한다

기분이 오락가락하고 불안할 때에는
마음에 드는 영화를 보거나 좋아하는 책을 읽는 등
일상적이지 않은 일에 빠져보는 것도 좋은 방법입니다.

단, 복잡한 스토리는 늦게까지 잠들지 못하는 원인이 됩니다.
시리즈물이나 해외 드라마, 미스터리 소설 등은
이후의 내용이 궁금해서 새벽까지 보게 되지요.

조마조마하거나 두근거리는 스토리는 주말에 보기로 하고,
잠들기 전에는 스토리가 간단한 영상이나
읽어본 적이 있는 책을 다시 읽는 것이 좋습니다.

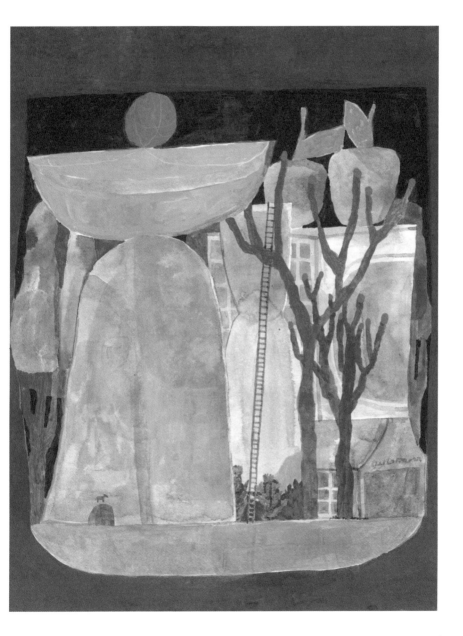

58 | 좋았던 일을 노트에 적는다

정말 잠들기 힘든 날에는
노트와 펜을 준비해 오늘 하루를 적어봅시다.

"점심 메뉴가 진짜 맛있었지."
"귀여운 고양이를 만져봤어."
"마음에 드는 액세서리를 샀어."
"일이 생각보다 술술 잘 풀렸어."
"별일 없이 하루가 지나갔네."

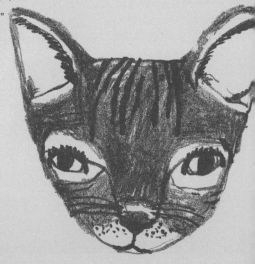

무엇이든 좋습니다.

그날 있었던 작은 행복을 적어보세요.

길게 쓸 필요도 없습니다.

잠들기 전에 행복을 발견하는 것만으로

마음이 정돈됩니다.

"좋은 일은 아무것도 없었네⋯⋯."

그런 날도 있겠지요. 그래도 이것은 행복을 발견하는 연습입니다.

감사하는 수업이라 생각하고 계속해보세요.

THE MOST
IMPORTANT
THINGS IS
TO ENJOY YOUR LIFE
- TO BE HAPPY
- IT'S ALL THAT MATTERS

59 | 편안한 수면을 유도하는
보조제를 사용한다

잠을 전혀 자지 못하는데도, 수면제 복용은 왠지 꺼려진다는 사람이
생각보다 많습니다.
그럴 때는 수면 보조제를 사용해보세요.

수면에만 도움이 되는 것이 아니라,
피로 해소나 미용 효과도 있어서 대중화된 것도 많습니다.

38쪽에서 소개한 GABA, 글리신, 트립토판,
그리고 최근 주목받고 있는 테아닌 함유 제품도 있습니다.
안정을 부르는 뇌파인 알파파 분비를 늘려서 좀 더 빨리 잠들게 해주
는 성분입니다.
허브 성분이 들어간 제품도 있습니다.

물론 음식으로 섭취하는 것이 가장 좋지만,
너무 힘들 때에는 수면 도우미라고 생각하고 이용해보세요.

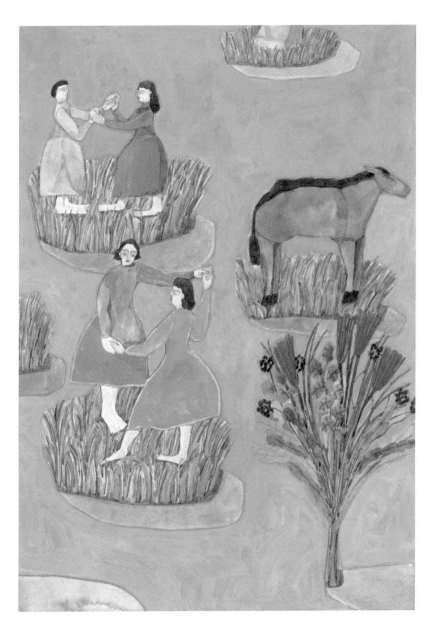

60 │ 천천히 시간을 들여
차 한 잔을 마신다

잠들기 전에 따뜻한 차 한 잔으로 한숨 돌려보세요.
잠들기 전의 음료로는 허브티 등 카페인이 없는 것이 좋습니다.

수면에 도움이 된다고 알려진 대표 선수는 캐머마일입니다.
예민해진 신경을 안정시키는 효과가 있습니다.
커피를 좋아하는 사람이라면 카페인이 없는
곡물 커피나 민들레 커피를 추천합니다.
추운 겨울에는 생강차나 칡차가 좋습니다.

다 귀찮다면 그냥 뜨거운 물도 괜찮습니다.
물을 끓인 후 체온 정도로 식혀서 마시면 됩니다.

천천히 시간을 들여 마시는 습관이 잠을 불러옵니다.

곡물 커피
치커리나 호밀을 원료로 하는 카페인 없는 커피.
임신부나 수유 중인 사람, 유기농 제품 마니아에게 인기가 있습니다.

61 | 술은 편안해지는 정도가
적당하다

술을 좋아하는 사람이라면 귀가 아플 정도로 듣는 말이겠지만,
알코올은 수면에 절대 도움이 되지 않습니다.

얕은 잠인 렘 수면을 방해하고, 밤중에 화장실에 가게 만들고,
새벽에는 탈수 상태가 되어 잠에서 깹니다.
그러니 많이 마실수록 수면의 질이 떨어지지요.
물론 몸과 마음을 적당히 이완시켜 쉽게 잠드는 효과도 있으므로,
양을 조절할 수 있다면 괜찮습니다.

소주는 180ml 정도, 맥주는 500ml 캔 하나,
와인은 2잔, 200ml 정도면 충분합니다.
이 정도의 양이면 알코올을 분해하는 데 3시간 정도가 필요합니다.
잠들기 전까지 알코올이 분해되기 위해서는 식전주로 마시면 좋습
니다.

알파파 ⟿⟿⟿⟿⟿⟿⟿⟿⟿⟿⟿⟿⟿⟿⟿⟿⟿⟿⟿⟿⟿⟿⟿⟿⟿⟿⟿⟿⟿⟿⟿⟿

릴랙스 상태에서 나오는 뇌파. 눈을 감았을 때, 명상이나 요가를 하고 있을 때 자주 분비된다고 합
니다. 보통 잠이 들 때 알파파가 분비됩니다.

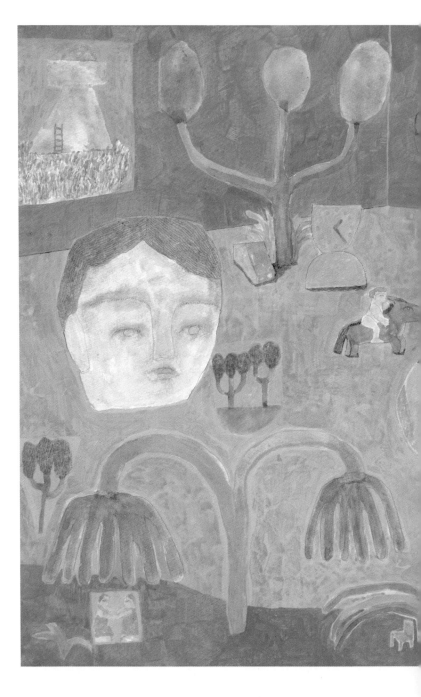

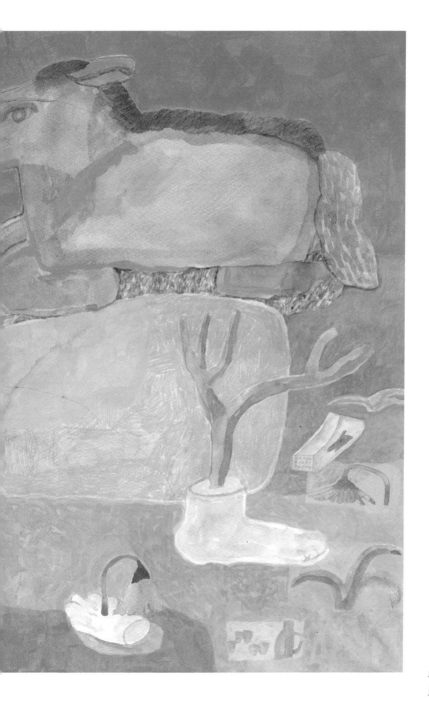

62 | 잠들기 전에는 카페인을 피한다

커피나 홍차에는 카페인이 들어 있어서, 신경을 흥분시키는 효과가 있습니다. 그래서 잠들기 전에는 보통 피하게 됩니다.

하지만 카페인 이미지가 없는데도 실제로는 카페인이 들어 있는 음료도 많습니다.

대표적인 것이 에너지 드링크입니다.

건강 음료나 콜라, 초콜릿에도 카페인이 있으니 주의해야 합니다.

이런 음식들은 잠들기 3시간 전부터는 먹지 않는 것이 좋습니다.

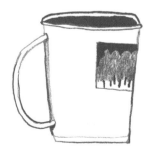

63 | 맥주 대신
탄산수를 마신다

술을 마시지 않으면 잠들 수 없다는 사람도 있습니다.
인생은 길고, 힘든 날도 있고, 좋은 날도 있기 마련입니다.
너무 힘든데 벗어날 방법이 없어 술을 마실 때도 있습니다.

그래도 술을 너무 많이 마시고 잠드는 것은 실신이나 다름없습니다.

음주량을 줄이는 첫걸음으로
술 대신 탄산수를 마셔보세요.
얼음이나 레몬을 넣으면 청량감이 높아집니다.
입이 심심할 때도 도움이 됩니다.

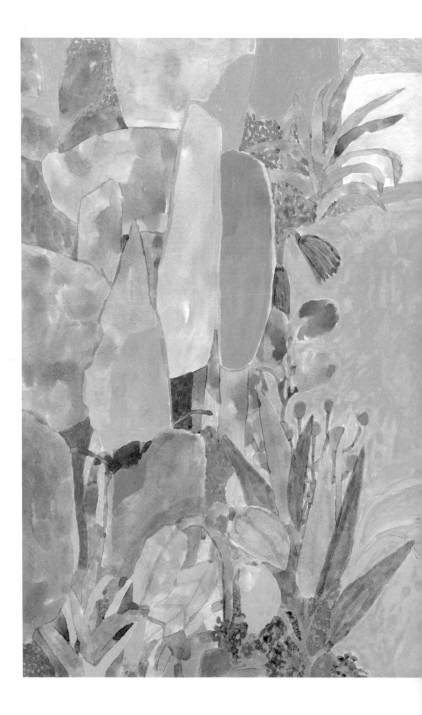

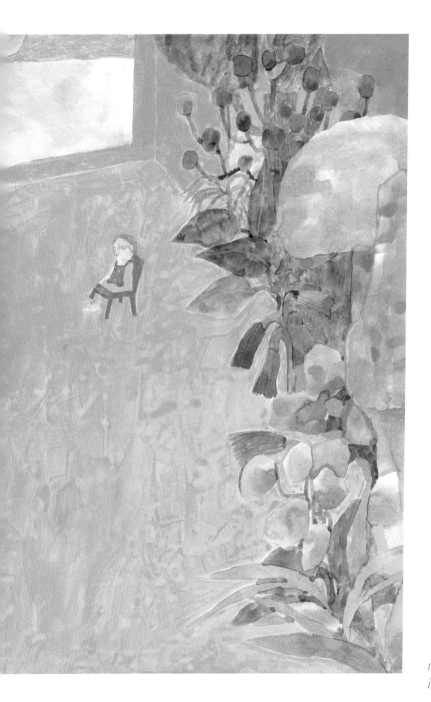

64 | 잠들기 전에는
격한 운동을 피한다

건강을 위해서 운동은 중요합니다.
퇴근 후 헬스장에 다니는 사람도 많습니다.

하지만 잠들기 전에 격한 운동은 피하는 것이 좋습니다.
과격한 근육운동이나 달리기를 하면 아드레날린이 분비되어 흥분 상
태가 되기 쉽습니다.
이런 효과는 낮 동안에는 당연히 좋은 영향을 미치지만,
밤에는 잠들기 3시간 전까지 마치는 것이 좋습니다.
야간에 운동을 해야 한다면 **천천히 움직이는 요가나**
가벼운 스트레칭 정도를 추천합니다.

운동 습관이 없는 사람이라면
저녁 무렵 천천히 산책하는 정도가 신경과 몸에 모두 좋습니다.

아드레날린
교감신경을 자극하는 흥분 호르몬. 집중력을 높여서 순간적으로 엄청난 힘을 끌어올리기도 합니다.

65 | 몸이 가렵거나 통증이 있다면 꼭 병원에 간다

바쁘다는 이유로 자신의 몸을 방치하지는 않나요?
몸에 통증이나 가려움 등 불쾌한 증상이 생기면 잠들기 어렵습니다.
사소한 불편함이라도 그냥 두지 말고 반드시 진단을 받으세요.
수술이나 큰 병을 앓은 뒤 통증이 일상적으로 생기는 사람이라면
상담을 통해 통증을 줄이는 방법을 찾아야 합니다.

두통이나 하지불안증후군 등
만성적인 증상으로 힘들어하는 사람도 많습니다.
이런 증상은 꼭 전문의와 상담을 해보는 것이 좋습니다.
손해 볼 일은 없으니까요.
방치하지 말고, 자신의 몸을 보살피세요.

하지불안증후군

다리가 근질근질하거나 불편해서 잠을 잘 수 없는 정도의 증상이 나타나는 병. 하반신을 중심으로 불쾌감이 있거나, 유전, 신경세포의 이상, 철분 부족에 의해 생긴다고 알려져 있습니다.

66 | 내 손으로 꿀잠
아이템을 만들어본다

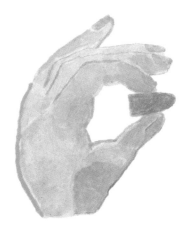

요즘은 편안한 수면을 위한 다양한 제품이 판매되고 있습니다.
안고 자는 베개, 안대, 귀마개 등이 대표적이죠.
새로운 제품도 계속 등장하니 **나에게 맞는 꿀잠 아이템을 찾아보는 것도 재미있습니다.**

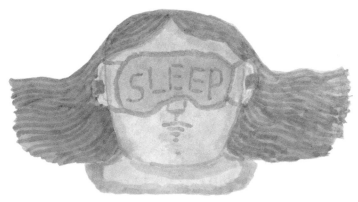

또 간단한 것은 집에서 만들 수도
있습니다.
폭 1m 정도의 목욕 타월을 둘둘 말아서
윗부분, 중앙, 아랫부분 이렇게
세 곳으로 나누어 묶으면
나만의 '안는 베개' 완성!

손수건을 물에 적셔
전자레인지로 따뜻하게 하면
뜨거운 안대가 됩니다.

해보고 효과가 있다고 느끼면
그때 시중 제품을 구입하면 됩니다.

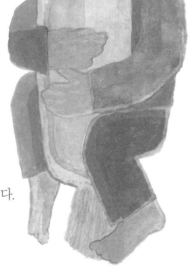

67 | 힘든 일은 종이에 써서 날려 보낸다

지금 자신을 둘러싼 슬픔이나 분노,
불안이나 걱정되는 일은
종이 한 장에 써서 날려 보내세요.

부정적 마음도 숨김없이 써 내려가며
지금 현재의 나 자신과 마주하는 시간을 가져보세요.
다 쓰고 난 후, 그 일에 대해서는 이제 그만 생각하기로 하고
시원하게 찢어버리고 깔끔하게 끝!

정말 바쁠 때는 내일부터 해야 하는 모든 일을 종이에 적어봅니다.
더 이상 생각나지 않을 정도까지 가능한 한 자세히 적은 뒤
눈에 보이지 않는 곳에 버립니다.

'내일 일은 내일 생각하자!'
이렇게 나만의 구호를 속삭이고, 잠든 뒤
내일 또 힘을 내면 됩니다.

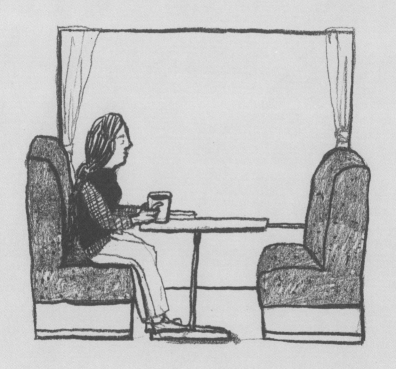

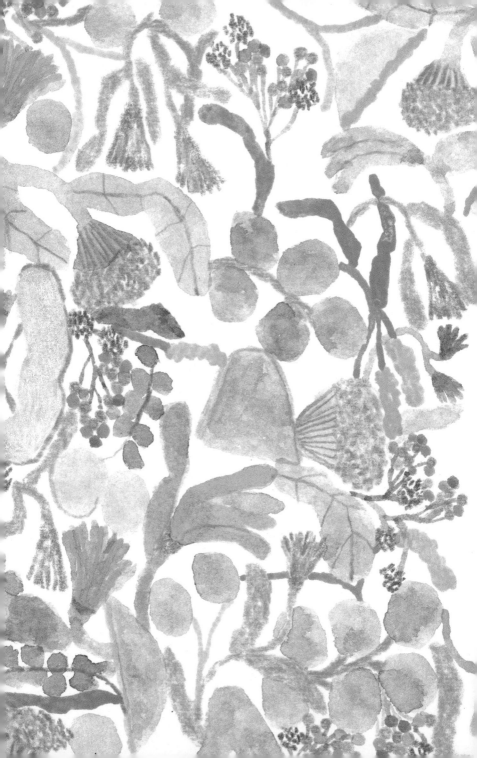

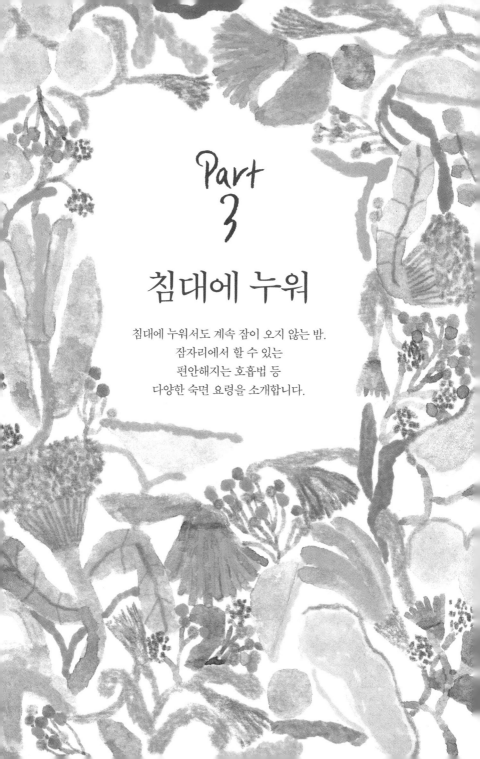

Part
3

침대에 누워

침대에 누워서도 계속 잠이 오지 않는 밤.
잠자리에서 할 수 있는
편안해지는 호흡법 등
다양한 숙면 요령을 소개합니다.

68 │ 의식적으로 천천히 호흡한다

편안한 잠을 자기 위한 첫 단계는 릴랙스.
침대에 누워 온몸에 힘을 빼고
천천히 코로 숨을 쉬어봅니다.

**눈을 감고 천천히 코로 숨을 들이마시고,
가능한 한 길게 코로 내쉽니다.**
2초간 들이마시고, 4초간 내쉰다는 마음으로
1:2 비율로 길게 호흡합니다.

산소를 많이 들이마시면 혈액의 흐름이 좋아집니다.
혈액이 순환하면 몸이 따뜻해지고,
하루 종일 고생한 뇌도 휴식에 접어듭니다.

호흡과 수면

계속해서 깊은 호흡을 유지하면 행복한 기분을 만들어주는 세로토닌이 분비되어 부교감신경이 우
위에 오면서 잠들기 쉬운 상태가 됩니다.

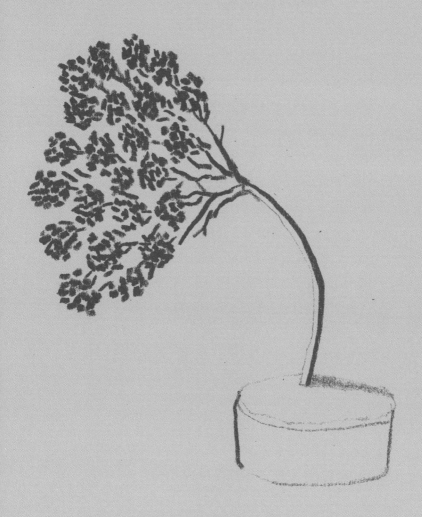

69 | 손을 모아 문지른 뒤
눈을 따뜻하게 한다

항상 스마트폰을 들여다보느라 눈이 피곤하지요?
하루 종일 피곤했던 눈의 근육을 따뜻하게 해주세요.

전자레인지로 따뜻하게 데운 타월이나 시판 핫팩,
그조차도 준비할 여유가 없다면 손으로 따뜻하게 해주면 됩니다.
20~30회 정도 양 손바닥을 부지런히 비벼준 다음

손바닥을 눈에 댑니다.

침대에서도 가볍게 할 수 있으니 강력하게 추천합니다.
동시에 목도 따뜻하게 할 수 있으면 더욱 효과적입니다.
어깨부터 귀 뒤쪽까지 손바닥을 가져다 댑니다.

안정피로眼精疲勞와 냉증, 어깨 결림 등도 해소되어
피로를 풀며 천천히 잠들 수 있습니다.

안정피로 ～～～～～～～～～～～～～～～～～～～～～～～～～～～～

눈을 너무 많이 사용하여 건조함, 가려움, 충혈, 통증을 일으키는 상태.
잠들 때에도 증상이 계속된다면 안정피로일 가능성이 큽니다.

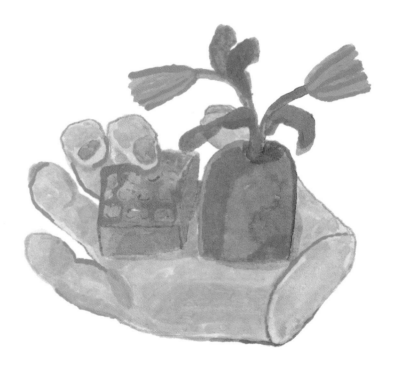

70 | 대자로 눕는다

잘 때 어떤 자세로 누워 있나요?
위를 보고, 엎드려, 옆으로 누워서…….
모두 안정적인 자세입니다.

일반적으로 잠들 때에는 위를 보고 대자로 누운 자세가 좋습니다.
대자로 잠들면 몸속의 열을 발산하기 좋고,
체온이 천천히 내려가므로 자연스레 잠들 수 있습니다.
또 관절이나 근육의 부담도 줄어듭니다.

단, 코골이가 심한 사람은
위를 보는 자세보다는 옆으로 눕는 자세가 좋습니다.
중력으로 인해 혀가 내려오는 것을 막을 수 있습니다.

71 | 침대 하나를 혼자 쓴다

큰 대자로 누워 편하게 자고 싶어도 옆에 배우자나 아기가 있어서
어렵다는 사람도 많습니다.

누군가와 함께 잔다는 것은 스킨십의 측면에서는 좋지만,
수면의 질이라는 관점에서 보면
한 사람이 매트리스 하나,
한 사람이 이불 하나를 다 쓰는 것이
가장 바람직합니다.

어린 아기가 있다면 전용 이불이나 아기 침대에 눕히세요.
침대를 따로 쓰면 숙면을 취할 수 있습니다.
배우자의 코골이는 귀마개로 일단 피하세요.

72 | 온몸에 힘을 주고
한순간에 힘을 뺀다

딱딱하게 굳은 몸과 마음을 간단하게 풀어주는 방법입니다.
침대에 누워 손은 주먹을 쥐고,
발가락 끝은 위로 향하게 합니다.
그 상태에서 온몸에 꽉 힘을 줍니다.
눈도 꼭 감고 5초간 버팁니다.
그리고 순간적으로 탁! 하고 힘을 뺍니다.

긴장과 완화를 통해 피로를 해소해
자율신경의 균형을 되찾는 효과가 있습니다.
손발이 따뜻해지고, 호흡도 깊어집니다.

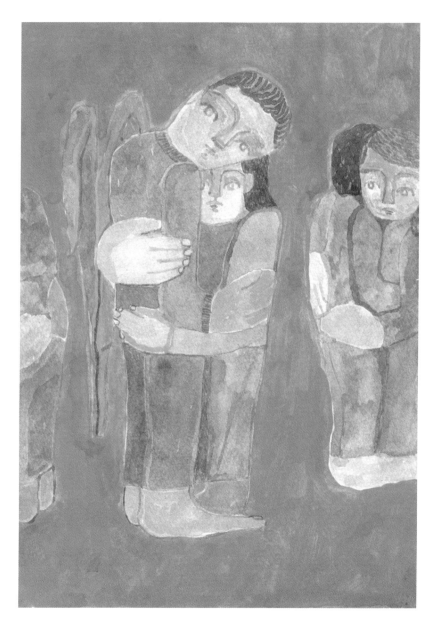

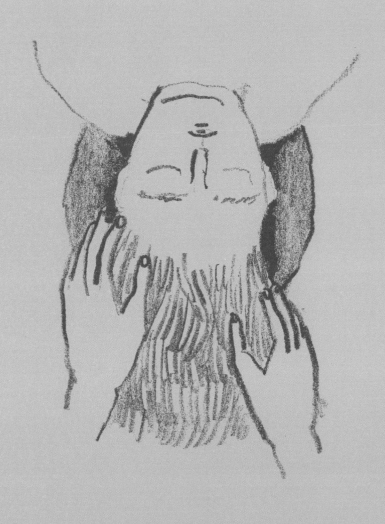

미용실에서 샴푸나 두피 마사지를 받다가
깜박 졸았던 경험이 있을 것입니다.
눈과 목, 머리의 혈행이 좋아지면서 몸이 따뜻해지고 졸음이 쏟아지
는 것이지요.

침대에 누워서도 두피 마사지를 해보면 좋습니다.
손바닥 전체로 머리를 살짝 덮은 뒤, 손가락으로 두피를 움직여줍
니다. 그다음 귀를 기준으로 해서 헤어라인, 이마, 정수리, 목덜미를
풀어줍니다.
세게 누르는 것이 아니라, **두피를 부드럽게 한다는 느낌이면
충분합니다.**
결림이 심하면 두피가 딱딱하고 잘 움직이지 않지만,
풀어주면 움직임을 느낄 수 있습니다.
몸이 따뜻해지고 잠이 온다면 그대로 잠들면 됩니다.

두피의 결림
눈이 피로하거나 어깨 결림이 있다면 피부나 근막이 연결된 두피도 딱딱해집니다. 두피를 풀어주
면 얼굴 라인도 예뻐지는 효과가 있습니다.

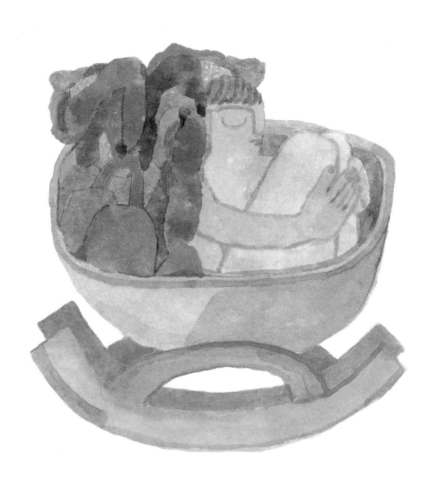

침대에서 무릎을 세우고 양팔로 무릎을 감싸 앉은 자세로,
요람에 누워 있는 것처럼 몸을 앞뒤로 흔들흔들해보세요.

그리고 그 상태로 위를 보고 누워 몸을 좌우로 흔들어줍니다.
숨을 크게 들이마시고, 좌우를 볼 때 숨을 크게 내쉽니다.

몸에 힘을 빼고, 동작을 느리게 해보세요.
등뼈나 골반이 느슨해지면서
요통이나 어깨 결림 완화에도 효과가 있습니다.
복부 지방이 신경 쓰이는 사람에게도 추천합니다.

가벼운 운동으로 기분 좋게 잠들 수 있습니다.

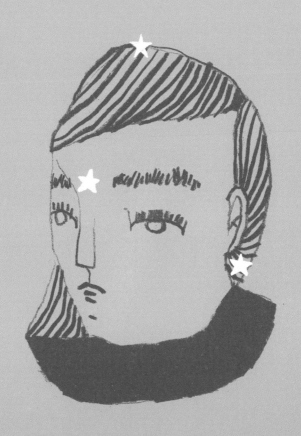

침대에 누워서도 생각나는 불안이나 걱정되는 일이 있다면
머리에 있는 혈자리를 눌러보세요.

대표적 릴랙스 혈자리인 '백회百會'.
머리 위를 가로질러 양쪽 귀를 연결하는 선과 얼굴을 세로로 가로지
는 중심선이 머리 위에서 크로스하는 지점입니다.
머리를 손으로 감싸 안고
손가락으로 백회를 3초간 누르고 3초간 떼기를 반복합니다.

귀 뒤쪽의 뼈가 움푹 들어간 부분에서 약간 아래에 있는 '안안安眼'은
부교감신경을 우위에 오게 해주는 혈자리입니다.

미간에 있는 '인당印堂'도 추천합니다.
눈썹과 눈썹의 사이의 한가운데 살짝 들어간 부분입니다.
마음을 안정시키고, 수면의 질을 높여줍니다.

혈자리 셀프 케어
혈자리는 스스로 눌러보면서 자기에게 맞는 강도의 압으로 자극합니다. 또 눌러서 아픈 혈자리는
어딘가 좋지 않다는 신호이므로 자신의 건강 상태를 알 수 있는 방법이기도 합니다.

76 타월을 이용해 견갑골을 풀어준다

자신감이 넘칠 때 사람은 자기도 모르게 가슴을 폅니다.
반대로 스트레스받을 때는 등이 구부러지고, 가슴이 닫히면서
호흡이 얕아집니다.
이런 상태에서는 잠도 잘 자기 어렵지요.

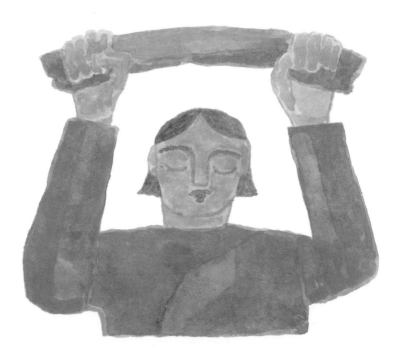

딱딱하게 굳은 어깨는 타월을 이용한 스트레칭으로
상쾌하게 풀어보세요.

타월의 양쪽 끝을 잡고, 만세를 합니다.
숨을 내쉬면서 좌우로 몸을 천천히 기울입니다.
맨 처음 자세로 돌아와 팔을 구부려 내립니다.
숨을 내쉬면서 양팔을 올려 타월을 머리 뒤로 넘깁니다.
여유가 된다면 어깨뼈 즈음까지 팔을 깊이 내리고
양팔을 바깥쪽으로 당깁니다.
견갑골이 쑤욱 안으로 들어가는 느낌이 들 것입니다.

천천히 하면 온몸의 혈행이 좋아집니다.
고양이 등처럼 굽은 사람, 책상에서 일하는 시간이 많은 사람은
잘못된 자세 개선에도 도움이 됩니다.

77 | 손과 발을 위로 들어 흔든다

추운 겨울, 손발이 차가워서 잠들지 못하는 사람은
손발을 흔들어주는 스트레칭을 해보세요.

온몸의 모세혈관중 70%가 손과 발에 집중되어 있습니다.
손발을 심장보다 높이 올리면
혈액순환이 좋아져 몸이 따뜻해집니다.

침대에 누워 위를 보는 상태에서
손발을 바닥과 수직이 되도록 들어 올려
흔들흔들 흔들어주세요.
30초에서 1분 정도 지속하면 효과적입니다.

78 | 손발을 쥐었다
펴기를 반복한다

냉증에 효과적인 스트레칭이 하나 더 있습니다.

손과 발로 주먹을 쥐었다 펴는 동작을 반복하는 것입니다.
5초간 주먹을 쥐는 동작을 유지하고,
다시 손바닥을 쫙 펴서 5초 동안 유지합니다.
이것을 다섯 번 정도 반복합니다.

발은 발가락을 둥글게 말았다가
바깥쪽으로 쫙 펴는 동작을 반복합니다.

차가운 손발이 따뜻해지면서 열이 방출되기 쉬워지고,
심부 체온이 내려가 편안하게 잠들 수 있습니다.

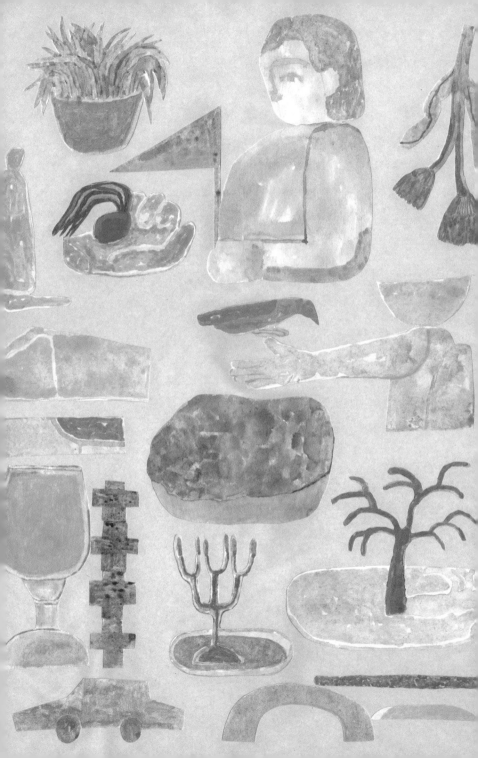

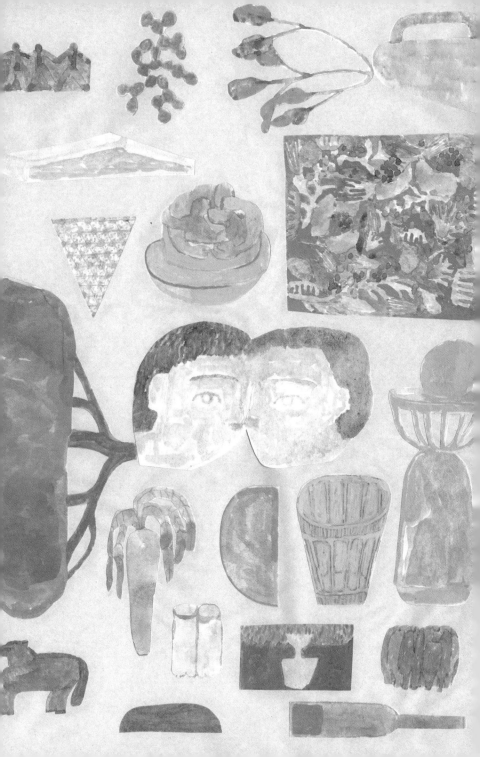

79 | 턱의 긴장을
풀어준다

마음이 불안하거나, 긴 시간 집중해서 컴퓨터 화면을 바라볼 때
우리는 보통 이를 꽉 물고 있곤 합니다. 자신이 그렇다고 생각한다면
턱의 긴장을 풀고 릴랙스하는 연습을 해봅니다.

우선 아래턱을 좌우로 다섯 번 움직입니다.
그리고 아래턱을 앞뒤로 다섯 번 움직입니다.
그리고 입을 크게 벌리고 5초간 유지했다가
원래 위치로 돌아옵니다.
이 동작을 여러 번 반복하면 긴장이 풀립니다.

턱관절병 〜〜〜〜〜〜〜〜〜〜〜〜〜〜〜〜〜〜〜〜〜〜〜〜〜〜〜〜〜〜〜

턱이 아프거나, 입이 잘 벌어지지 않거나, 턱을 움직일 때 소리가 나는 등 증상이 있습니다. 걱정되는 경우는 반드시 치과 진료를 받으세요.

80 | 잠들기 전
나만의 의식을 만든다

잠들기 전 나만의 의식을 만들어보세요.

'머리빗으로 100번 빗질한다.'
'좋아하는 사진집을 본다.'
'따뜻한 우유를 마신다.'

간단한 것으로 3개 정도면 좋습니다.
쉽게 할 수 있는 것으로 정해 매일 실천합니다.
습관이 되면 편안한 잠을 시작하는 스위치가 됩니다.

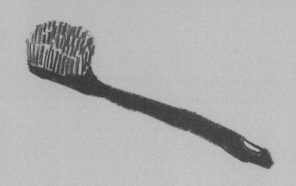

81 | 편안한 뒤척임을 위해
고관절을 풀어준다

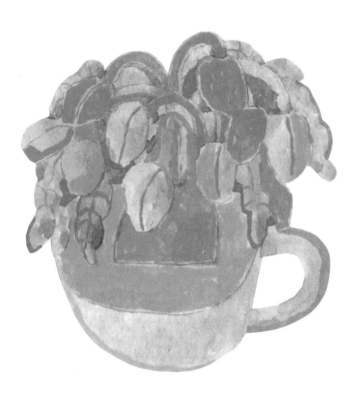

아침에 일어났을 때 잠이 부족한 것 같은 기분이 든다면
자는 동안 무의식적인 뒤척임이 불편해서일 수 있습니다.

자는 동안 뒤척이는 데에는
노폐물을 배출하거나
몸에 쌓여 있는 열을 발산해서 체온을 조절해주거나
비뚤어진 몸의 자세를 바로잡아주는 등 커다란 역할이 있습니다.

하지만 허리 근육이 뭉쳐 있으면 뒤척임이 자연스럽지 못하므로
고관절과 허리를 풀어주는 스트레칭을 해야 합니다.

바닥에 앉아 무릎을 세우고
기도할 때처럼 손가락 깍지를 낍니다.
깍지 낀 주먹을 무릎 사이에 끼우고
무릎 바깥쪽으로부터 꽉 눌러 유지합니다.
그다음 양쪽 무릎의 힘을 풀어줍니다.
반복하면 하반신 근육이 풀어져 뒤척임이 편안해집니다.

82 | 쇄골 아래 근육을 풀어준다

잠들기 전에 쇄골 아래 근육을 눌러서 아픈 부분을 풀어줍니다.
특히 통증이 있거나 딱딱한 부분은
손가락으로 세게 누르고, 그대로 손가락을 위아래로 움직여줍니다.
그다음 주먹을 쥐고 쇄골 아래쪽 좌우를 번갈아가면서 통통통
리드미컬하게 때려줍니다.
마지막으로 네 손가락으로 쇄골 아래를
안쪽에서 바깥쪽으로 쓸어주면서 림프액의 흐름을 도와줍니다.

쇄골 아래 근육을 풀어주면 목도 풀어지고,
가슴도 펴져서 깊은 호흡을 하게 됩니다.
림프가 집중된 쇄골은 노폐물이 쌓이기 쉬운 곳이므로
목욕 전에 마사지를 해주면 디톡스 효과는 물론, 미용 면에서도 도움
이 됩니다.

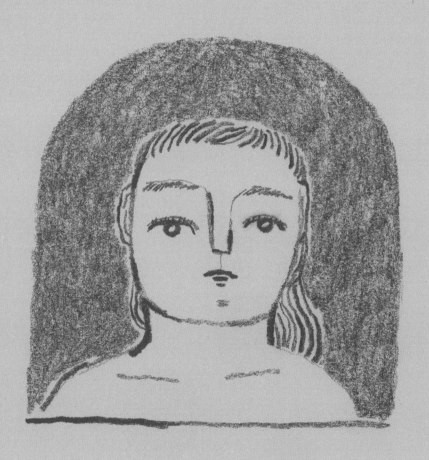

흉쇄유돌근 胸鎖乳突筋 〰〰〰〰〰〰〰〰〰〰〰〰〰〰〰〰〰〰〰〰

쇄골 안쪽부터 귀 뒤쪽 부분까지 연결된 근육. 스트레스를 완화해주는 자율신경과 연관되어 있습
니다. 쇄골을 풀어주면 이 근육도 동시에 릴랙스됩니다.

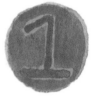

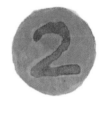

'내일 업무 진행이 잘될까?'

'그 사람과 만날 때 긴장하면 안 되는데.'

내일 있을 일에 대한 긴장으로 머릿속이
가득 차서 잠이 오지 않는 날도 있습니다.

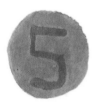

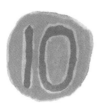

그렇게 너무 생각에 빠진다 싶을 때에는
눈을 감고 침대에 손발을 툭 내려놓으세요.
양손의 손가락으로 동시에 침대 시트 위에
숫자 1을 그리고, 동전 모양처럼 1의 주변으로
둥근 모양을 그립니다.

①을 그리고, 그다음엔 ②, ③, ④, ⑤, ⑥, ⑦…….
⑩까지 그리고 나면 다시 ⑨, ⑧, ⑦ 하고 돌아와 ①까지 반
복합니다.

단순한 동작을 반복하면 뇌의 긴장이 느슨해집니다.
지나치게 몰입한 생각을 멈추고, 그대로 잠들어버립니다.

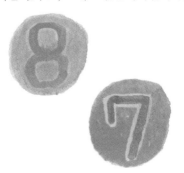

어떤 숫자라도 OK

이 책에서는 단순히 순서대로 올라가고 순서대로 내려오는 숫자들을 소개했지만, 마음에 드는 숫
자 열이나 좋아하는 숫자가 있다면 자유롭게 바꿔도 좋습니다..

84 | 코를 곤다면
혀 근육을 단련한다

코골이는 연인과 가족뿐만 아니라,
자신의 숙면도 방해합니다.

코골이는 목구멍에 있는 공기 통로, 기도가 좁아지면서 생기는 것으로, 원인은 음주·코막힘·비만 등이 있지만
혀의 근육이 약해진 것이 원인이 되기도 합니다.

혀 근육은 혀를 돌리는 것으로 단련할 수 있습니다.
입술을 가볍게 다문 상태에서 혀끝으로 뺨 안쪽을 밀 듯이 혀를 돌려줍니다.
팔자주름이나 이중턱을 없애는 데도 도움이 됩니다.

85 | 이를 가는 사람은
마우스피스를 해본다

이를 가는 원인은 정확히 알려져 있지는 않지만,
스트레스라고 보는 의견이 많습니다.

혹시 마음에 걸리는 부분이 있나요?
심리적 스트레스 외에도,
알코올이나 담배의 니코틴에 의한 몸의 스트레스도
고려해야 합니다.

스스로 이를 갈지 않으려고 해봐도 정말 안 됩니다,
마우스피스를 하면 치아를 보호하고, 수면의 질도 높일 수 있습니다.
치과에서 한번 상담해보세요.

86 | 귀에 손가락을 넣고
허밍한다

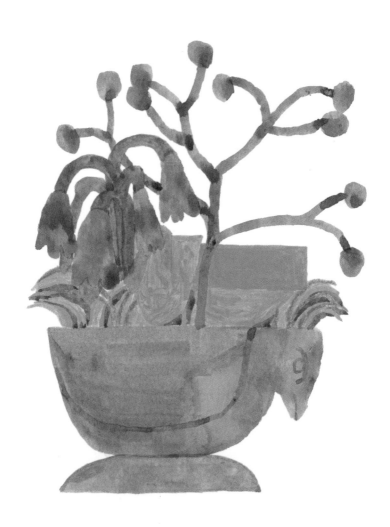

요가에서 설명하는 브라마리Bhramari라는 호흡법이 있습니다.

누워서 해도 앉아서 해도 상관없습니다.
눈을 감고, 치아를 깨물지 않도록 입을 살짝 벌린 상태로
입술을 가볍게 다뭅니다.
손가락으로 귀를 막고, 목소리를 내어
"음~~~~~~"하고 허밍을 합니다.
숨을 쉬어가면서 1분 정도 계속하고 손을 뗍니다.

두개골에 진동을 줌으로써
생각에 너무 깊이 빠져든 상태나 걱정에서
빠져나올 수 있습니다.
불안한 마음에서도 벗어날 수 있습니다.

브라마리
산스크리트어로 '큰 벌'이라는 의미입니다. 허밍의 음이 벌의 날갯짓 소리와 닮았다고 해서 붙은
이름입니다.

87 | 마음속으로 길게 소리친다

잠자려고 누웠는데도 불안이나 화나는 감정이 남아 잠들기가 힘들
때가 있습니다. 이때 눈을 감고, 마음속으로 '아~~~~~~' 하고 길게
외쳐보세요.

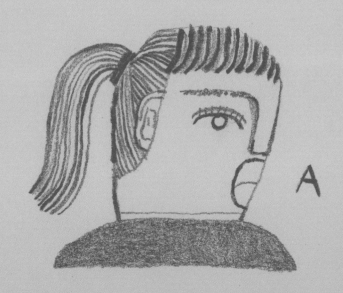

아~~~~~~~~~
야~~~~~~~~
어~~~~~~~~~

어느 정도 길게 할지는 마음대로입니다.
'아야어여오요우유' 순서대로 천천히 외칩니다.

그다음엔
'가갸거겨고교구규'
'나냐너녀노뇨누뉴'도 각각 길게 외쳐봅니다.
너무 웃고 나면 몸에 힘이 빠지는 것처럼
반복해서 머릿속으로 외치다 보면
생각이 단순해지고,
감정의 무게가 사라지며 안정됩니다.

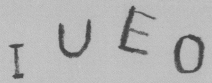

롱 톤long tone

하나의 음을 길게 늘이는 발성법. 복식 호흡을 의식하면서 발성하면 체간도 단련됩니다.
긴 숨을 내뱉는 깊은 호흡에는 편안한 잠을 부르는 효과가 있습니다.

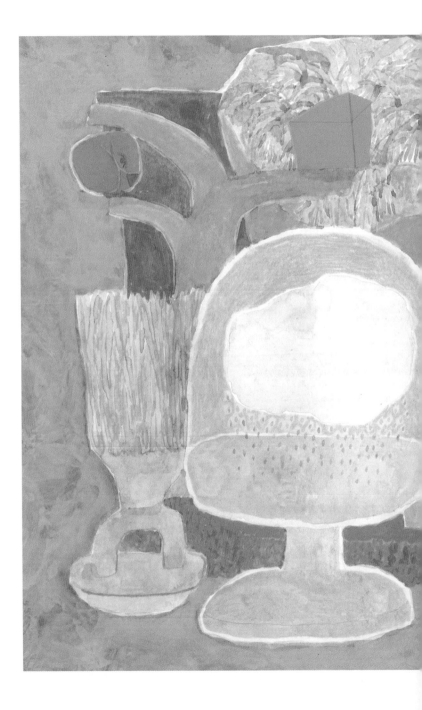

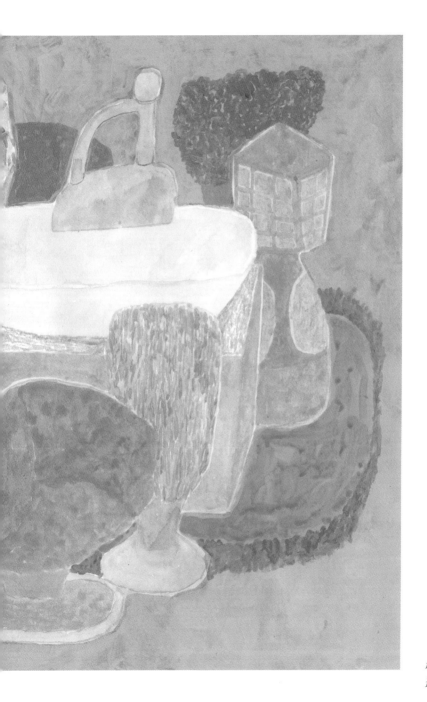

88 │ 100부터 아래로 숫자를 세어본다

잠들기 전, 양을 세어본 일이 있지요?
좀 더 쉬운 방법으로 100부터 아래로 숫자를 세어보세요.

가능한 한 천천히
100, 99, 98······. 3초에 하나를 세는 속도면 좋습니다.
어디까지 세었는지 기억나지 않을 때나
1까지 다 세었을 때에는
다시 한번 100부터 시작하세요.
숫자를 거꾸로 따라가면서 잡념에 빠지는 것을 막을 수 있습니다.

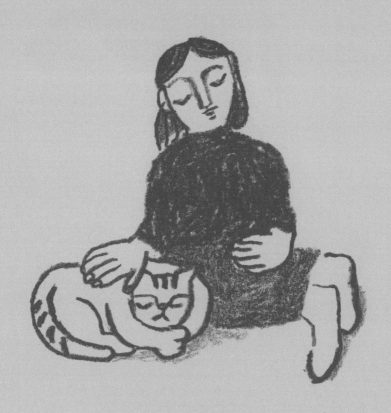

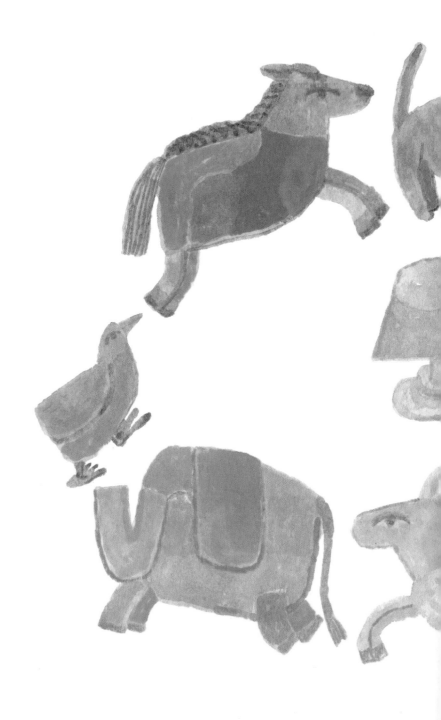

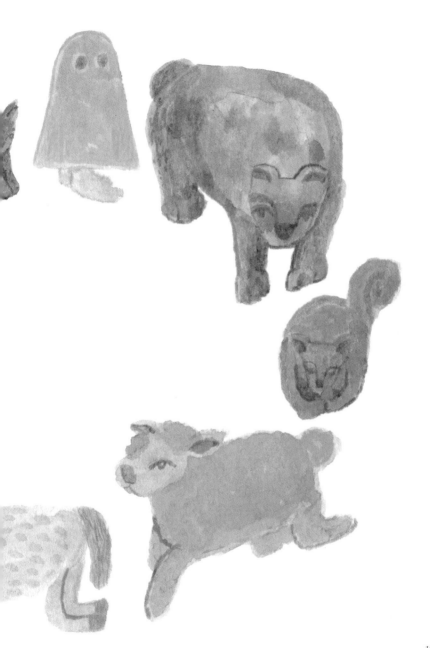

| 8 · 3 · 5 호흡법으로
릴랙스한다

긴장이나 불안을 없애는 데에는 심호흡이 가장 좋습니다.
갑자기 숨을 깊이 쉬는 것이 아니라, 깊게 내뱉는 것부터 시작하면
편안하게 심호흡을 할 수 있습니다.

8초간 숨을 내뱉고, 3초간 멈추고, 5초간 들이마시는
호흡법을 소개합니다.
머릿속으로 '1, 2, 3, 4, 5, 6, 7, 8' 하고 수를 세면서
8초간 숨을 내뱉습니다.
다음에는 '1, 2, 3' 하면서 3초간 숨을 멈춥니다.
그다음에 '1, 2, 3, 4, 5' 하면서 크게 5초간 숨을 들이마십니다.

이렇게 2~3분간 반복하고 마지막에는 숨을 내뱉으면서 끝냅니다.
숨을 들이마실 때에는 "스-웃" 하며 소리를 내고, 내뱉을 때에는
"하-앗"하며 큰 소리를 내면서 하는 것도 요령입니다.

잠들기 전 의식으로 활용하는 것은 물론, 일상생활 중에서도 긴장될

때 꼭 해보세요.

세 번 정도 하고 나면 집중력이 높아지고,

오랫동안 반복하면 깊은 릴랙스 효과가 있습니다.

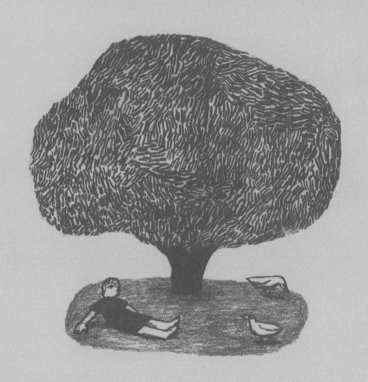

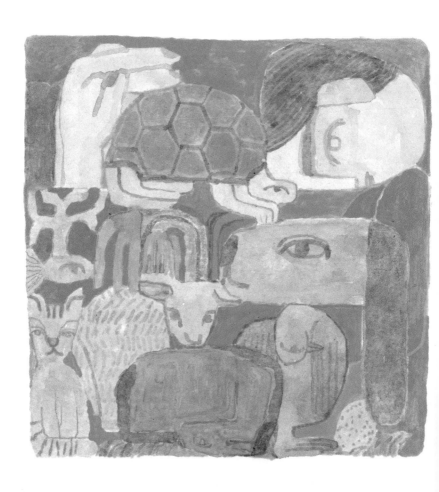

하나의 단어에서 시작해 다른 단어를 떠올려가는 방법도
느슨하고 완만하게 수면을 유도합니다.

간단한 단어를 하나 떠올려보세요. 예를 들면 해바라기.
해바라기의 '해'로부터 단어를 연상해보세요.
빛이나 여름,
다음은 '바'에서 연상되는 바퀴,
'라'에서 연상되는 라면
이런 식으로 이어갑니다.

우리 뇌는 한 번에 여러 가지 생각을 하지 못하므로
일상에서 오는 이런저런 잡념을 머릿속에서 지울 수 있습니다.

91 | 이해하기 어려운
책을 읽는다

어려운 수업을 듣는다거나, 학술서를 읽다 보면 나도 모르게 꾸벅꾸벅 졸음이 오는 경험을 한 적이 있을 것입니다.

잠이 오지 않을 때는
전문서나 철학책 같은 어려운 책을 찾아 읽어보기를 추천합니다.
이해하기 어려운 문장은 내용이 머릿속에 들어오지 않고
단지 눈으로 글자를 따라가게 됩니다.
이러한 단조로운 작업은 잠을 부르기 마련이지요.

92 | 단조로운 음악을 틀어놓는다

달리는 기차 안에서 덜컹거리는 소리에
일정한 흔들림을 느끼며 앉아 있으면 꾸벅꾸벅 잠들어버립니다.

어려운 책과 마찬가지로, 변화가 없는 단조로운 음악도 잠을 불러옵니다.

"지잉"하는 백색소음이나
"토독토독" 하는 빗소리,
음악이라면 동일한 연주가 반복되는 것이 좋습니다.
자연스럽게 뇌를 느슨하게 만들어 잠을 불러옵니다.

모노토너스monotonous

변화가 없이 단조로운 박자, 일정한 장단, 무료함 등의 의미로 사용하는 단어입니다. 시각적으로도, 청각적으로도 사용합니다.

93 | 밤하늘을
바라본다

별이 총총한 하늘을 바라보고 있으면, 왠지 기분이 멍해지고
깊은 잠을 잘 수 있을 것 같습니다.
아무리 노력해도 잠이 오지 않는 밤에는
스마트폰을 내려놓고 밤하늘을 바라보세요.
먼 곳을 바라보는 것만으로도 눈의 근육이 이완됩니다.

별이 가득한 하늘이 아니더라도,
밤바람을 느끼는 것만으로도 기분이 차분해집니다.
추운 계절에는 따뜻하게 입는 것도 잊지 말아야겠죠.

창문을 열어도 보이는 건 옆집 벽뿐이라고요?
밤하늘을 볼 수 있는 사진집도 좋습니다.

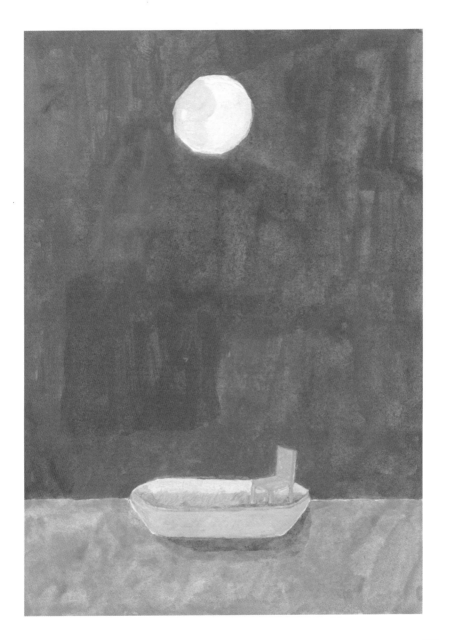

94 침대에서는
스마트폰을 내려놓는다

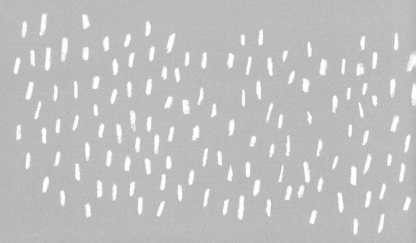

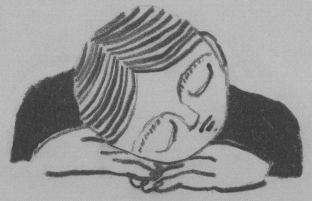

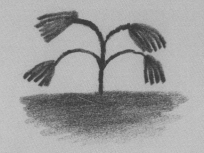

잠이 오지 않는 밤, 침대 위에서 자기도 모르게 손을 뻗어 스마트폰을 보고 있는 사람이 많습니다.

PC나 스마트폰의 블루라이트는 태양 빛과 유사해서,

계속 바라보면 우리 뇌는 낮과 밤을 혼동하고 잠을 자기 어려운 상태가 됩니다. 이는 모두 알고 있는 이야기죠.

스마트폰을 보지 않으면 신경이 너무 날카로워지는 경우엔 어쩔 수 없지만, 어둠 속에서 스마트폰을 한참 보고 있으면

수면에 방해가 되는 것은 당연합니다. 스마트폰을 내려놓으세요.

이상적으로는 잠자기 1시간 전부터 스마트폰을 보지 않는 것이 좋습니다.

블루라이트 ～～～～～～～～～～～～～～～～～～～～～～～～～

380~495nm의 파장을 가진 파란색 빛. PC나 스마트폰의 LED에 많이 사용하고 있습니다. 뇌가 태양 빛으로 착각해 체내시계에 혼동을 일으킵니다.

95 | 혼자 할 수 있는
릴랙스 요법을 시작해본다

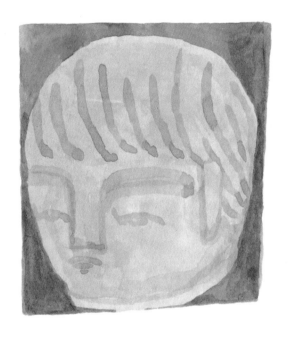

잠들지 못할 뿐만 아니라, 약간 우울감이 있다거나, 갑자기 두근거리
는 증상이 있다면,
혹은 자율신경이 지나치게 활성화된 것 같아 걱정이라면
독일의 신경정신과 의사가 고안한
'자율훈련법'을 시작해보세요. 혼자서 가볍게 할 수 있습니다.

눈을 감고 바른 자세로 위를 보고 눕습니다.
스스로에게 "기분이 차분해지고 있네"라고 말합니다.
정말로 차분해지면 '오른손이 무겁다' '왼손이 무겁다' '양쪽 다리가
무겁다' 하고 마음속으로 말하면서 자연스럽게 손발이 무거워지는
것을 느껴봅니다.

다음으로, '오른손이 따뜻해진다' '왼손이 따뜻해진다' '양쪽 다리가
따뜻해진다' 하고 마음속으로 말하면서 자연스럽게 손발이 따뜻해지
는 것을 느껴봅니다.

스스로에게 암시를 주면서 그대로 잠들 수 있습니다.

| 유명인들의
수면 규칙

이번에는 재미있는 잡학 상식을 소개합니다.
바쁘게 생활하는 유명인은 수면 시간을 어떻게 보낼까요?

애플사의 수장이던 스티브 잡스는 수면 시간을 반으로 나누어 두 번
잤다고 합니다.
영국의 전 수상 윈스턴 처칠은 아침 8시에 일어나서 새벽 3시에 자
고, 낮잠을 적극적으로 활용했습니다.
아메리칸 익스프레스의 전 CEO 케네스 셔놀트Kenneth Chenault는 '내
일 꼭 해야할 일'을 자기 전에 세 번씩 적어두었다고 합니다.
마이크로소프트사의 빌 게이츠는 자기 전에 '1시간 독서'를 한다고
알려져 있습니다.

바쁜 일상을 지탱해주는 수면.
자신만의 규칙과 리듬을 찾는 것이 가장 중요합니다.

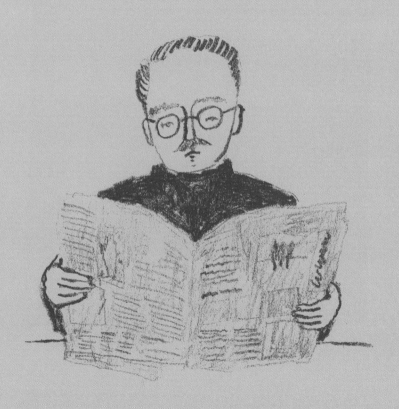

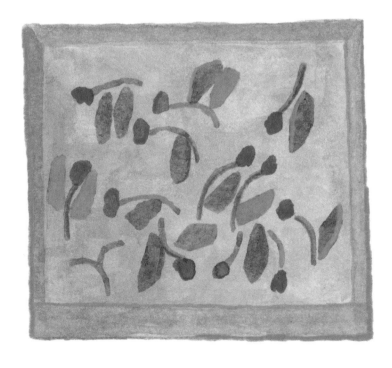

숙면을 위한 스마트폰 앱이 있습니다.

여러 종류가 있지만, 수면 시간이나 수면의 깊이, 도중에 깨어나는 횟
수를 데이터화하거나 잠꼬대 또는 코 고는 소리를 기록해주는 것도
있습니다.

계속 기록하면 수면 일기가 됩니다.

기록을 바탕으로 '최고의 수면 시간' '몇 시에 잠들어서
몇 시에 일어나는 것이 좋은지' 등 나만의 수면 리듬을
알 수 있습니다.

98 | 도저히 잠이 오지 않을 때는
침대 밖으로 나간다

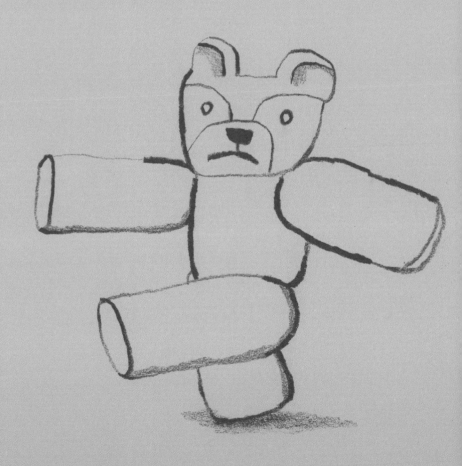

침대에 한참을 누워 있어도 잠이 오지 않는 답답함,
누구나 한 번쯤 경험한 일입니다.
너무 오래 누워 있으면 정신적으로 힘들어집니다.

그럴 때는 일단 침대를 벗어납니다.
'잠 안 자도 죽지는 않아' 하고 깨끗이 포기하고
기분 전환을 해보세요.
책에서 소개하는 릴랙스 방법 중 마음에 드는 것을 골라 해보는 것도
좋습니다.

잠이 오지 않은 원인이 낮에 있었던 일 중 하나라면
'오늘은 너무 이상한 일이 있어서 잠이 안 오네' 하고 잠자기를 포기
할 필요도 있습니다.

옷을 벗고
잔다

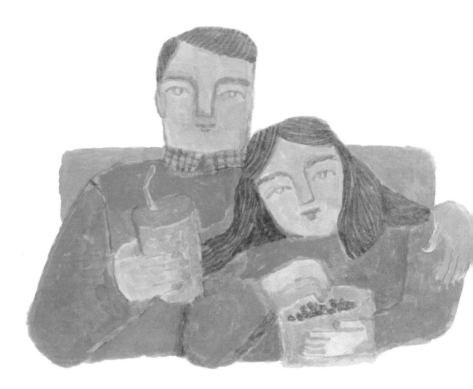

이 세상에는 정말 다양한 수면 방법이 있습니다.
서양의 그림을 보다 보면, 나체로 침대 시트에 누워 있는 인물이 많
이 등장합니다.

실제로 영국이나 미국 등 서양에서는 옷을 다 벗고 자는 사람들이 많
습니다.
매일 침대 시트를 정리하는 습관이 없는 우리나라에서는 많지 않습
니다만, 해방감이 있고 체온조절에도 좋다고 합니다.
더위를 타는 사람이라면 한번 시도해보는 것도 좋겠지요?

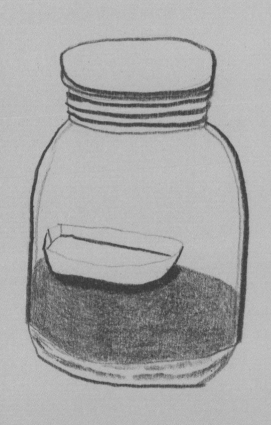

일이 끝나지 않아 밤샘을 해야 하는 날이라면

마음먹고 90분 정도 짧은 잠을 자고 나서 다시 일을 시작하세요.

밤샘 작업은 아무래도 작업 효율이 떨어질 수밖에 없지만,

일단 조금이라도 자고 나서 일하면 생산성이 높아집니다.

피곤한 상태에서 질질 끌려가며 일하는 것보다

짧게라도 자고 일어나거나, 일찍 자고서 아침 일찍 일어나 단번에 해버리는 쪽이 훨씬 수월하게 일을 끝낼 수 있습니다.

리바운드 슬립 ㅡㅡㅡㅡㅡㅡㅡㅡㅡㅡㅡㅡㅡㅡㅡㅡㅡㅡㅡ

전날의 야근이나 수면 부족 뒤에 숙면을 취하는 것을 리바운드 슬립이라고 합니다. 불면이 계속되면 피곤이 쌓여 깊이 잠드는 시간이 늘어나는 것입니다.

아기 등을 둥글게 해준다

갓 태어난 아기는 너무 사랑스럽지만
수면 습관으로 엄마를 힘들게 하는 경우가 많습니다.
안아서 재운 뒤 겨우 잠들었다 싶어서 이불에 내려놓으면 "으앙" 하
고 울어버리기 일쑤입니다.
'등 스위치'라는 말이 있을 정도지요.
이럴 때 울고 싶은 엄마 아빠가 많습니다.

아기는 엄마의 배 속에서 몸을 둥글게 말고 많은 시간을
보냈습니다.
따라서 자연스럽게 등을 둥글게 만들어 재우면 편안하
게 잠이 듭니다.

잠드는 의식을 정한다

아이와의 수면 의식을 만들어보세요.
파자마를 입고, 양치를 하고,
음악을 듣거나 그림책을 보는 등 무엇이라도 좋습니다.

**매일 같은 것을 꾸준히 반복하면 아기도 이제 잘 시간이
라고 느낍니다.**
이때 의식에 놀이 요소가 들어가면
조금만 더, 조금만 더 하면서 안 자려고 할 수 있으니
정적인 시간이 되도록 하는 것이 좋습니다.

손을 잡거나 다리를 문지르는 등 스킨십도 좋은 방법입니다.

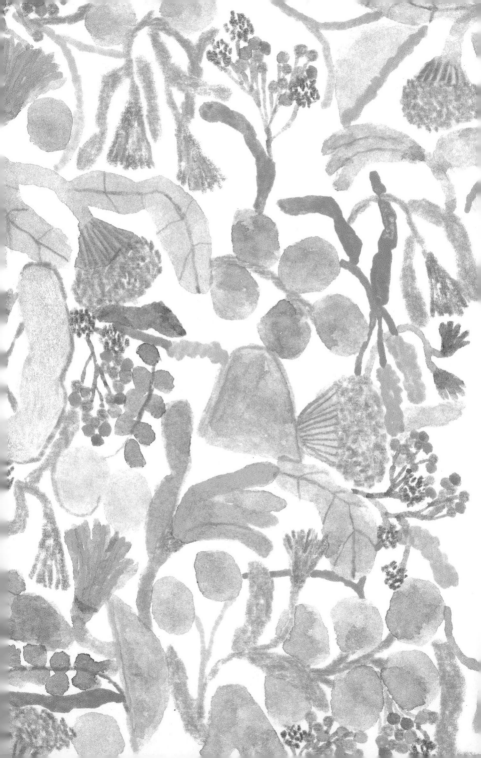

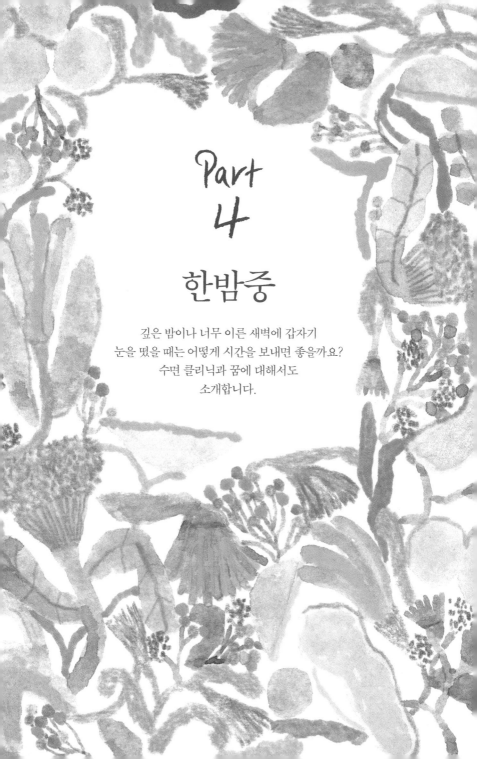

Part 4

한밤중

깊은 밤이나 너무 이른 새벽에 갑자기
눈을 떴을 때는 어떻게 시간을 보내면 좋을까요?
수면 클리닉과 꿈에 대해서도
소개합니다.

103 | 논렘 수면과
렘 수면

수면의 질에 대해 더 알아볼까요.

잠에는 깊이 잠드는 논렘 수면^{NREM-sleep}과 얕게 잠드는
렘 수면 두 가지 상태가 있습니다. 이 두 상태를 오가면서 잠은 주
기적으로 얕아졌다가 깊어지기를 반복합니다.

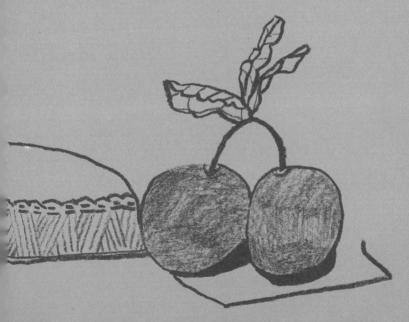

논렘 수면은 뇌의 휴식 시간으로, 성장 호르몬이 분비되어 피로가 해소됩니다.
한편, 렘 수면에서는 꿈을 꾸거나 기억을 데이터로 정리하는 작업이 이루어집니다. 그리고 몸의 근육이 이완되면서 몸이 휴식 상태에 들어갑니다.

하룻밤에 몇 번씩 오가는 잠의 주기.
렘과 논렘 수면의 리듬이 균형을 찾으면서 수면의 질이 높아지고, 몸과 마음이 회복되며 치유됩니다.

성장 호르몬 ⁓⁓⁓⁓⁓⁓⁓⁓⁓⁓⁓⁓⁓⁓⁓⁓⁓⁓⁓⁓⁓⁓⁓⁓⁓⁓
몸의 성장을 도와주는 호르몬으로 우리 몸의 대사를 컨트롤하는 역할도 하는데 지방을 태우고, 세포를 재생시키고, 피로를 해소해줍니다. 잠들고 나서 3시간 후 가장 많이 분비됩니다.

104 | 잠든 후 90분이
가장 중요하다

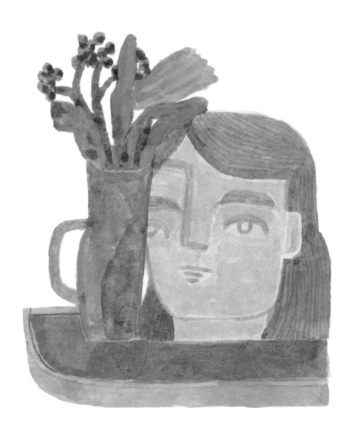

잠들고 나서 맨 처음 진입하는 논렘 수면은 하룻밤 중 가장 깊이 잠드는 시간으로, 성장 호르몬이 많이 분비되고 대사가 높아지는 골든 타임입니다.

개인차는 있지만, 논렘 수면과 렘 수면의 주기는 90분 정도로, 잠들고 나서 처음 90분간 깊은 잠을 자는 것이 가장 중요합니다. 이때 깊은 잠에 빠져들면 뒤에 이어지는 주기도 부드럽게 연결됩니다.
리듬이 자연스럽게 균형을 찾으면 뇌와 몸도 충분한 휴식을 취합니다.

이 골든 타임에 숙면하기 위해서는 매일 같은 시간에 일어나고 같은 시간에 잠드는 것이 중요합니다.
간단한 것 같지만, 바쁘게 살아가는 현대인에게는 어려운 일이 되어 버렸습니다.

가위

렘 수면 상태에서는 두뇌가 활성화되어 있지만 몸은 이완됩니다. 그 상태에서 잠에서 깨어나면 가위에 눌리는 것으로 추측합니다.

낮 동안 흥분 상태가 계속되었다거나,
스트레스 또는 분노가 가득했다거나,
나이가 들면서 잠이 없어졌다거나 하는 등
여러 가지 이유로 깊은 잠을 자지 못해
한밤중에 깨어날 때가 많습니다.

바로 다시 잠들면 좋겠지만
눈이 말똥말똥해지고 잠들기 어렵다면 그냥 포기합니다.
이럴 때는 누워서 괴로워하는 것보다 침대에서 벗어나
다른 방으로 가세요.

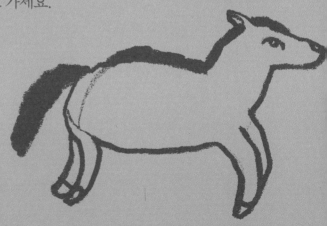

침대에 누워서 계속 잠들지 못하고 괴로운 시간을 보내다 보면
'침실=불면'
이라는 공식이 생겨 침대가 불편한 장소가 되어버립니다.

침실은 잠드는 장소로 해두고,
다시 잠이 올 때까지
거실이나 다른 방에서 조용히 시간을 보내세요.

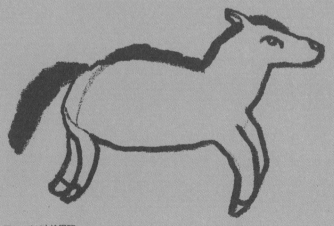

중도 각성中途覺醒

자는 도중 몇 번이나 눈을 뜨고 잠들지 못하는 중도 각성. 일상생활에 지장을 주거나, 너무 오래 지속된다면 의사의 상담을 받아야 합니다.

106 | 잠들지 못한다고
        너무 걱정하지 않는다

'아아, 오늘도 잠을 정말 못 잤어.'
'또 한밤중에 깨면 어떡하지.'
'내일은 일찍 일어나야 하는데, 어떻게든 자야 하는데…….'

잠들기 전에 이런 생각을 하진 않나요?
잠들지 못할까 봐 너무 걱정하면 점점 초조해지기만 합니다.
이런 악순환이 반복되면서 점점 더 잠들지 못하는 경우도 생깁니다.

수면 부족으로 일상에 차질이 생긴다고 해도 생명을 위협하는 정도
는 아닙니다.
평생 못 자도 죽지는 않는다고 편하게 생각해보세요.
느긋하고 대범한 마음을 가지는 것, 민감해지지 않는 것이 중요합니
다. 살다 보면 때때로 잠 못 드는 날이 있는 것도 당연합니다.

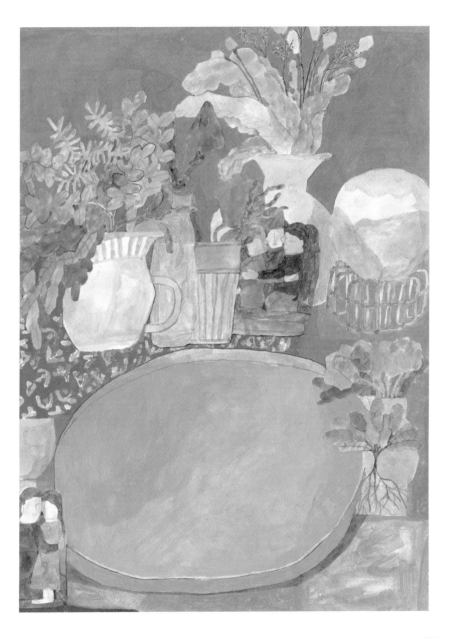

107 깊은 밤에는
생각을 멈춘다

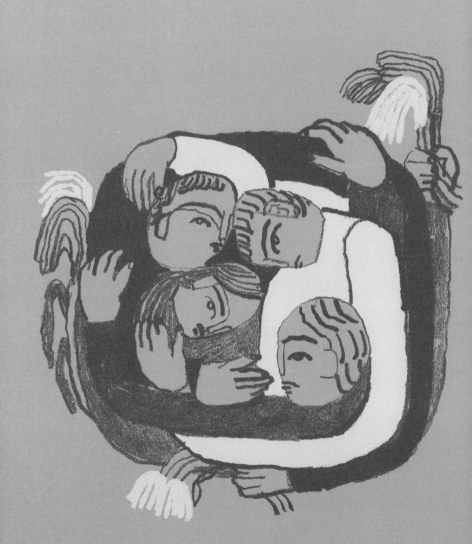

깊은 밤에는 생각을 일단 멈춰봅니다.
어둠 속에서 홀로 누워 있다 보면
누구나 쓸쓸한 기분이 듭니다.

지나간 일에 대한 반성, 다가올 일에 대한 걱정,
아주 오래전에 있었던 잊고 싶은 일들,
지금도 용서할 수 없는 그 사람…….
그러다가 결국 다가올 미래까지 비관적으로 생각이 들죠. 계속해봤
자 좋을 것이 없는 생각들입니다.

**부정적 마음이 꼬리에 꼬리를 물고 이어진다면
천천히 숨을 쉬어봅니다.**
괜찮아요.
새로운 아침은 반드시 옵니다.

108 │ 병원에 가는 건
아무렇지 않은 일이다

불면으로 힘들어하면서도 단지 병원에 가는 게 무서워서
진료에 대해 높은 벽을 느끼는 사람이 많습니다.
'어느 정도의 증상이면 진료를 받아야 하지?'
'병원에서 뭘 해줄 수 있을까?'
이 같은 불안감이 있을 수도 있지요.

기본적으로는
**'일상생활에 지장이 있다고 느끼는 상태'가 3개월 이상
지속되었다면 수면 클리닉의 진료 대상입니다.**
병원에서는 상담이나 검사부터 불면을 일으키는 다른 질병은 없는
지, 수면 주기는 어떤지 등을 알아보는 것입니다.
다른 일반 병원과 똑같습니다.

수면 클리닉 ～～～～～～～～～～～～～～～～～～～～～～～～～
수면 장애를 전문으로 하는 진료과 또는 병원. 코골이나 무호흡증, 과수면이나 불면증 등 수면에
특화된 진료를 합니다.

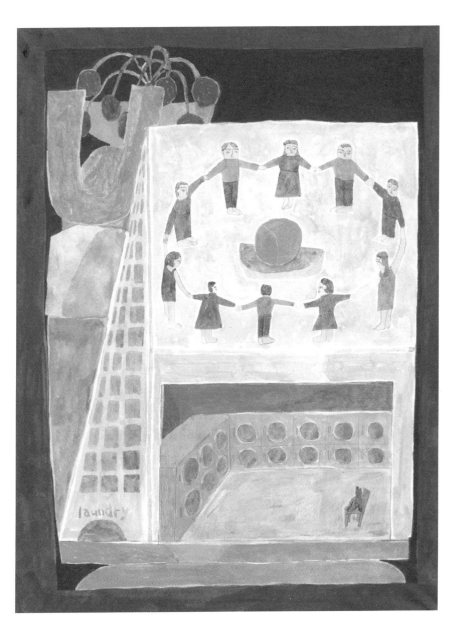

laundry

109 | 노화에 따른 불면을 받아들인다

"자는 데에도 체력이 필요하다"는 말이 있습니다.
체력이 좋던 젊은 시절에는 언제 어디서나 머리만 대면 꾸벅꾸벅 졸
았는데 나이가 들면서 아침에 일찍 눈이 떠지고,
자고 일어나도 개운하지가 않습니다.

안타깝게도 인간의 수면 능력은
노화와 함께 떨어지는 것이 사실입니다.
깊은 잠을 의미하는 논렘 수면은
고령이 되면서 젊을 때의 절반 정도까지 줄어듭니다.

최근 잠을 자지 못해 불안을 느낀다면
'나이가 들어서 그런가?' 하고 생각해볼 필요도 있습니다.
물론 나이가 들었다고 잠을 포기해야 하는 것은 아니죠.
식생활을 바꾼다거나 영양제를 먹거나,
낮의 활동량을 늘리는 등 할 수 있는 방법은 많습니다.
노화를 받아들인 다음, 대책을 찾으면 됩니다.

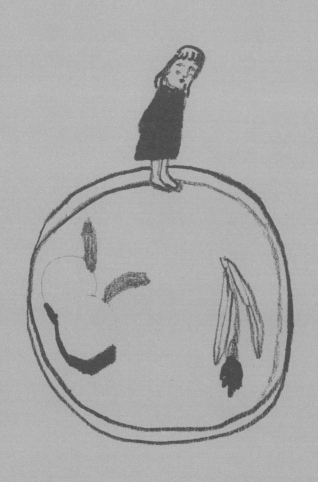

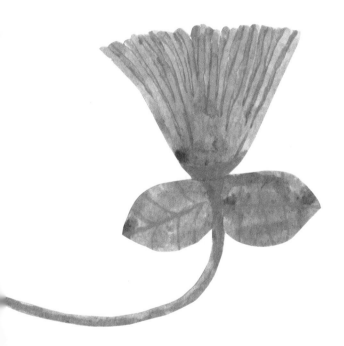

불면의 그늘에는 질병의 단서가 숨어 있는 경우도 있습니다.

- 우울증이나 조현병 등 마음의 병
- 인지증認知症이나 당뇨병에 의한 수면 장애
- 얕은 수면을 부르는 무호흡증후군
- 잠드는 것을 방해하는 하지불안증후군
- 천식 같은 기침이 계속되는 질병
- 수면의 리듬이 무너지는 서캐디언 리듬circadian rhythms 수면 장애
- 야간에 잦은 소변을 보는 질병

또 아주 희귀하지만 과수면증을 일으키는 기면증이라는 질병도 있습니다.
몸의 균형을 잃거나 불면증에 걸리지 않기 위해서는
이상하다는 느낌이 들면 곧바로 검사를 받고 조기에 치료해야 합니다.

과수면증

밤에 잘 자는데도 하루 종일 이상하게 잠이 쏟아지는 증상.
스트레스로 인해 일시적으로 과수면 증상이 나타나는 것은 일반적이지만, 갑자기 수면 발작이 일어나 실제로 잠들어버리거나 일상생활이 곤란해지는 경우에는 반드시 진료가 필요합니다.

111 | 수면제에 대해
올바로 인지한다

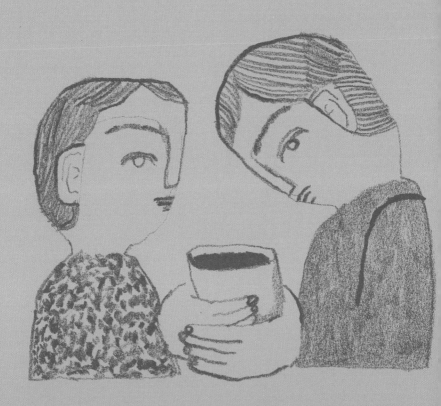

"불면으로 병원에 가면 수면제를 꼭 먹어야 하나요?"
하면서 망설이는 사람이 많습니다.
수면제는 '수면 유도제'와 '수면제'로 이름이 다른 종류
가 있고, 성분이나 효과 면에서 여러 종류가 있습니다.

실제로 약을 처방하는 것은 의사의 판단입니다.
무서운 이미지가 있을지 몰라도
의사의 처방을 따른다면 수면제를 꼭 먹어야 하는 것도 아니고,
안전하고 부작용이 없을 것입니다.
믿을 수 있는 의사에게 상담을 받으세요.

112 | 시판약과 한방약, 보조제의 차이를 알아둔다

불면증 개선을 위한 시판약, 한방약, 보조제 등

최근에는 불면에 효과가 있는 다양한 제품이 판매되고 있습니다.

이 세 가지 제품의 차이는 무엇일까요?

시판약은 지속적으로 사용하는 것이 아니라,

약간 잠들기 어렵다 싶은 정도의 초기 증상에 맞춰져 있습니다.

한방약은 즉시 효과는 없지만, 계속해서 복용하다 보면 체질이 개선되는 효과가 있다고 봅니다.

보조제는 건강을 보조해주는 식품으로 분류합니다.

약국의 약사나 한방 조제 약국에서 상담을 통해 설명을 들어보세요.

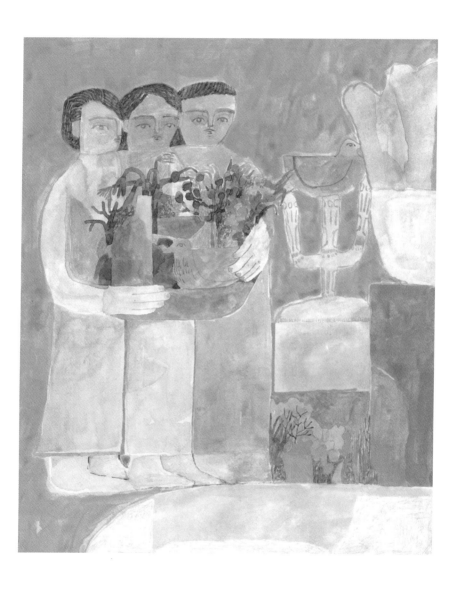

113 | 꿈이 너무 안 좋다면
주변을 찬찬히 돌아본다

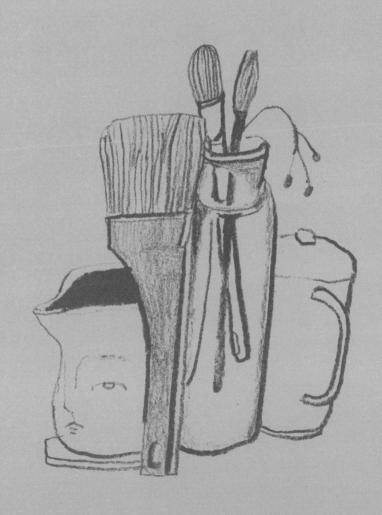

"나쁜 꿈을 꾸고 한밤중에 벌떡 일어나버렸다."
누구나 경험한 적이 있는 일입니다.

깨고 난 후에도 꿈 내용을 생각하면 다리가 후들후들 떨리기도 합니
다. 화가 나거나 슬픔으로 다시 잠들지 못하는 경우도 있지요.

누구에게나 일어날 수 있는 일이므로
그다지 걱정할 것은 아니지만,
악몽은 현실의 스트레스와 직결되는 것이라고 합니다.
인간관계, 업무, 건강 등 내 주변을 찬찬히 돌아보고
개선할 수 있는 부분이 있는지 생각해보는 기회로 삼으세요.

악몽 장애
수면 장애의 하나로, 악몽을 꿔 자는 도중 자꾸 잠에서 깨어나는 것. 계속되면 외상후 스트레스 장
애PTSD의 가능성도 있으므로 정확한 확인을 위해 상담을 받는 것이 좋습니다.

114 | 꿈 내용을 노트에 적어본다

꿈은 무의식에서 보낸 메시지라고 말하는 가설도 있습니다.
자신은 의식하지 못한 기분, 미래의 가능성, 걱정거리, 숨겨온 감정이
나 주변에서 일어난 여러 가지 일의 의미 등등.

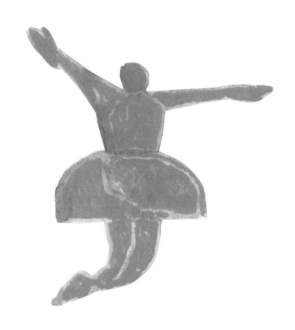

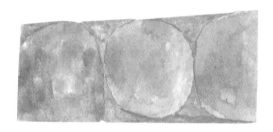

과학적인 것은 아니지만,
꿈은 자신에게 의미가 있는 것을 가르쳐주는 장면이라고 합니다.
꿈을 꾸고 나서 마음의 걸림돌이 생기기도 하고,
몰랐던 자신의 진짜 마음을 깨닫기도 합니다.

잠을 잔다는 것은 사람의 마음을 정리하는 일입니다.

꿈을 기억하고 있다면 노트에 적어보세요.
나에게 어떤 의미가 있는 내용인지 생각해보는 것도 좋습니다.

쫓기고 도망가고 떨어지는 꿈

조금 무서운 꿈을 꾸는 경우도 있습니다.

일반적으로 쫓기거나 도망가는 꿈은 초조한 마음이나 일상의 위협,

그러한 어려움의 극복을 의미하고,

떨어지는 꿈은 자신감을 잃거나 신체의 불안을 의미한다고 합니다.

걱정되는 일이 있더라도

꿈을 꾸는 것으로 스트레스나 짜증 나는 기분을 정리하는 것이라고

생각해보세요.

잠을 자는 시간은 일상의 기억을 정리하는 시간입니다.

하늘을 날거나 벌거벗은 꿈

꿈에서는 자유롭고 대담해집니다.
꿈의 이미지를 생각해보세요.

하늘을 나는 꿈은 자유, 창조, 도망가고 싶은 마음.
벌거벗은 꿈은 개방성, 인간관계, 진심을 전하고 싶은 마음.
자신만 벌거벗고 있는 꿈은 사회적 소외감이나 자신감 부족을 의미
한다고 합니다.

생각했던 대로인가요?
잠깐 멈추어 생각해보세요.

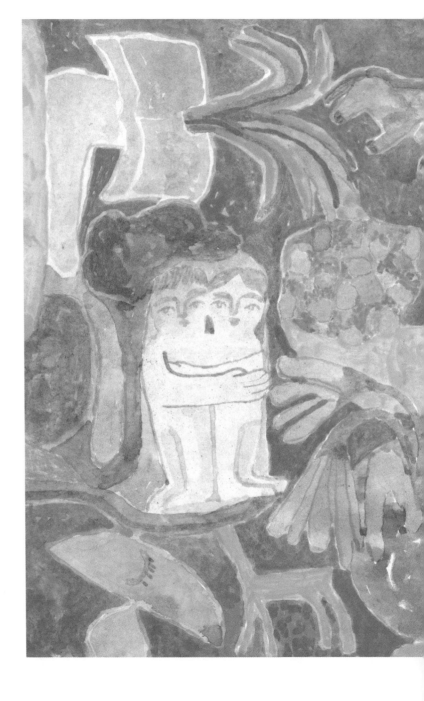

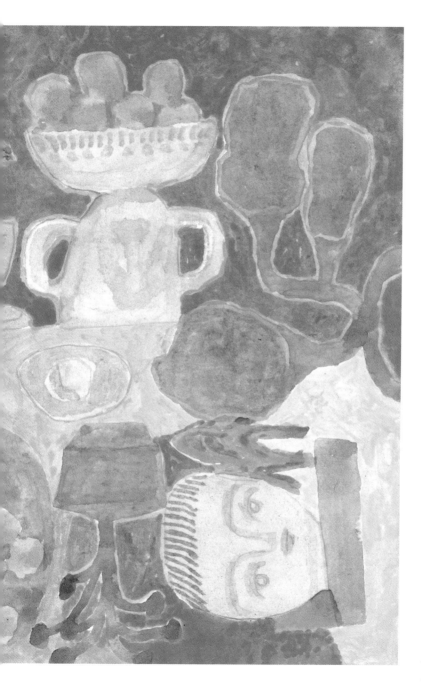

동물이 나오는 꿈

개나 고양이 등 동물이 나오는 꿈을 꾸기도 합니다.
사람에 따라 특정 동물을 좋아하기도 하고 싫어하기도 하므로 단정
지어 어떤 의미라고 말할 순 없지만, 일반적인 꿈의 의미를 소개합
니다.

• 고양이는 여성, 라이벌, 연애.

• 개는 가족, 친구, 순수함, 협력이나 조언자.

• 뱀은 생명력, 결과, 공포심의 극복.

• 새는 자유, 희망, 순조로움.

소개한 동물에 대해 당신은 어떤 이미지를 가지고 있나요?

자연이 나오는 꿈

꿈이 펼쳐진 배경 장소를 떠올려보세요.

- 하늘은 가능성, 솔직함, 길이 열리는 기분.
- 바다는 안정, 절호의 순간, 기회.
- 산은 목표 달성, 결과, 기쁨.
- 숲은 자립, 위험, 자신을 믿는 것.
- 우주는 상상력, 감수성, 착실함.

그 꿈의 장면에서 당신은 어떤 기분을 느꼈나요?

무의식

정신의학자 카를 융이 제창한 '자신은 의식하지 못하는 마음의 움직임'. 같은 꿈을 몇 번씩이나 꾸는 것은 의식하지 못하는 무언가가 무의식 가운데 잠재해 있는 것이라고 주장했습니다.

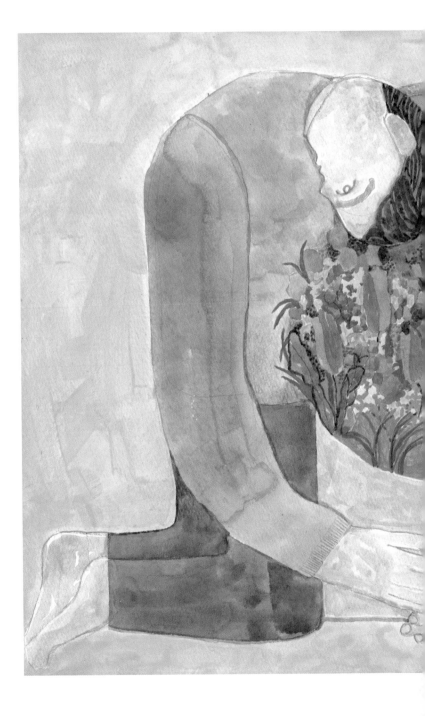

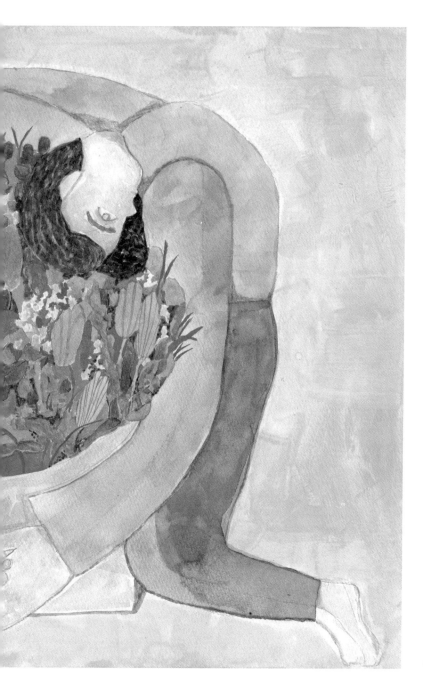

주변 인물이 나오는 꿈

바쁜 일상을 보내면서 자신의 진짜 기분을 무시하고 있지는 않은가
요? 꿈에 어떤 인물이 등장했나요?.

- 싫어하는 동성의 인물은 억지로 참고 숨기고 있는 당신 자신의 가
  능성을 나타냅니다.
- 호감을 느끼는 이성의 인물은 당신의 부족함을 채워
  주는 존재입니다.

당신이 눈치채지 못하는 지점에서
꿈에 등장한 그 인물이
마음의 균형을 조절해주고 있을지도 모릅니다.

탈것이 나오는 꿈

말도 안 되는 장면이 등장한다고 해도 꿈에서는 이상하지 않습니다.
이번엔 탈것을 살펴보겠습니다.

- 자동차는 행동력, 성과, 파워, 소원.
- 자전거나 오토바이는 목표, 달성, 균형의 회복.
- 비행기나 배는 타이밍, 현실 도피, 불안 요소.

항상 좋은 꿈을 꾸고, 또 그 꿈이 행복한 잠으로 연결되
기를 바랍니다.

지크문트 프로이트

오스트리아의 정신의학자이자 심리학자. 꿈을 연구한 책 《꿈의 해석》을 발표했습니다.

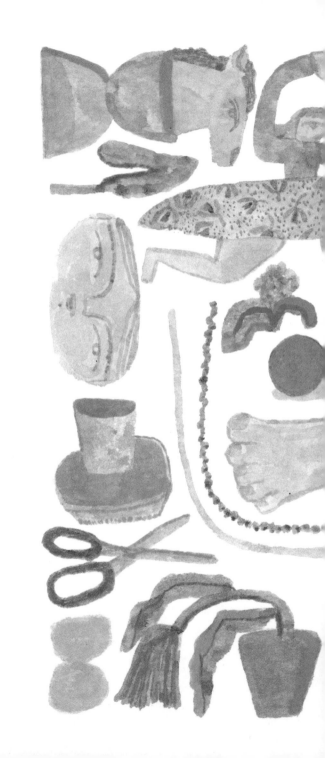

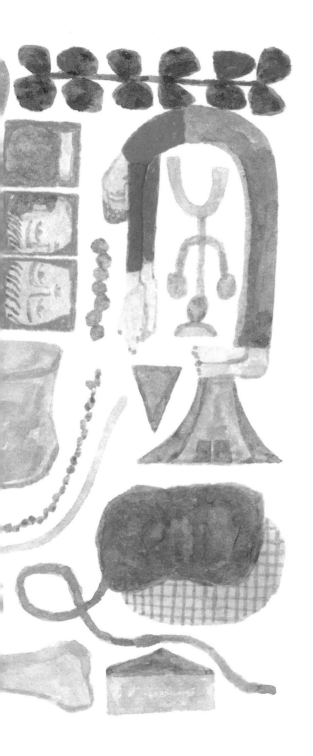

GOOD NIGHT
SLEEP TIGHT

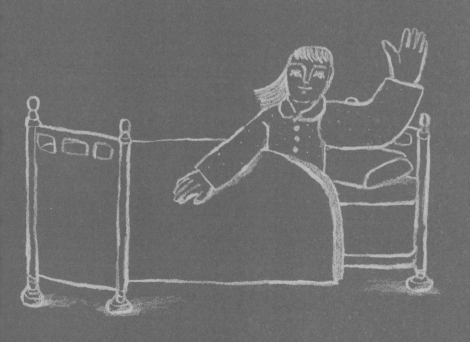

색인

숙면 아이디어를 주제별로 분류하였습니다.

마음

지식

참고 문헌

- 西野精治, 《スタンフォード式最高の睡眠》, サンマーク出版, 2017
  《스탠퍼드식 최고의 수면법》, 북라이프, 2017

- 山田知生, 《スタンフォード式疲れない体》, サンマーク出版, 2018
  《스탠퍼드식 최고의 피로 회복법》, 비타북스, 2019

- 小林弘幸, 《聞くだけで自律神経が整うCDブック》, アスコム, 2014
  《정신이 맑아지고 마음이 편안해지는 매일매일 음악 스트레칭》, 21세기북스, 2018

- 森健次朗, 《机に向かってすぐに集中する技術》, フォレスト出版, 2016
  《기적의 집중력》, 비즈니스북스, 2017

- 斎藤茂太, 《あせらない練習》, アスコム, 2014

- 白濱龍太郎, 《誰でも簡単にぐっすり眠れるようになる方法》, アスコム, 2017

- 三橋美穂, 《驚くほど眠りの質がよくなる睡眠メソッド100》, 三笠書房, 2020

- 友野なお, 《やすみかたの教科書》, 主婦の友社, 2016

- おのころ心平, 《ゆるすいみん》, 主婦の友社, 2019

- aceilux, 《ぐっすり眠る本海・清流・森の3P自然音CD付き》, 池田書店, 2015

- 小林弘幸, 《カラダが変わる！自律神経セルフケア術》, NHK出版, 2018

- 《クロワッサン977号大人のからだ塾1ぐっすり眠りたい！》, マガジンハウス, 2018

- 芦澤裕子, 《心やすらぐ、ぐっすり眠れる夢の絶景カレンダー》, 翔泳社, 2020

- 白濱龍太郎, 《見るだけでぐっすり眠れる深睡眠ブック》, 宝島社, 2017

- 宮咲ひろ美, 《ねこ先生クウとカイに教わるぐっすり睡眠法》, KADOKAWA, 2018